健美錦標賽冠軍指導教練教你

照吃 照喝 照睡
還能有效減脂

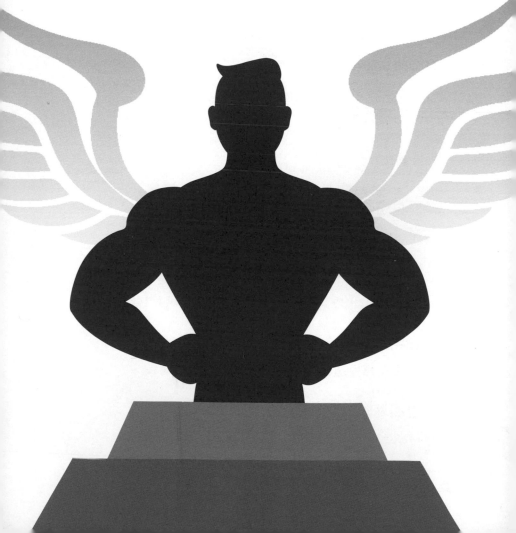

目錄 CONTENTS

作者序

給自己的減肥方式取個名字
我想叫它：「思考邏輯減肥法！」　　　　　　　006

推薦序

■一位囉嗦嘮叨的啟發者
　旁白哥RJ YouTube 頻道《哈哈台街訪》　　　010

■精準得太不科學的科學化訓練
　崇易 NGH 催眠師暨心理諮詢師 Podcast《＃14號聲音》　　012

■減肥路上　決心不夠才會找藉口
　彤恩 中華民國整復總會 運動按摩委員會會長　　014

■過癮地給自己一個重生的機會
　Max 全國健美錦標賽 比基尼公開組冠軍　　　016

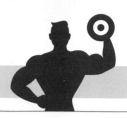

PART I 信念篇

Chapter 1-1	減重不等於減脂 體態才是重點	020
Chapter 1-2	體重浮動不等於變胖 了解原因才能有效減肥	026
Chapter 1-3	確定目標 啟動14天減脂計畫	034
Chapter 1-4	14天後體重沒什麼變動 這個速度會太慢嗎？	044
Chapter 1-5	爲什麼有些人不管怎麼吃都很瘦？	050
Chapter 1-6	透過飲食記錄幫助減肥	056

PART II 飲食篇

Chapter 2-1	健康減重 才有良好體態	062
Chapter 2-2	斷食 是人類原始的飲食模式	068
Chapter 2-3	「碳循環」飲食法 讓你吃飽照樣減脂	074
Chapter 2-4	減脂期間選擇低糖、低卡、新鮮水果	084
Chapter 2-5	地瓜，五穀飯，糙米 食用需適量	090

目錄 CONTENTS

Chapter 2-6　蛋白粉如何影響減肥　　　　　　　　094

Chapter 2-7　減脂可以喝手搖杯飲料嗎？　　　　098

Chapter 2-8　減肥時如何選擇油炸食物？　　　　102

Chapter 2-9　只吃水煮食物會更有助於減肥嗎？　106

Chapter 2-10 如何兼顧喝酒與減肥？　　　　　　110

PART III 消耗篇

Chapter 3-1　脂肪是怎麼離開身體的？　　　　　118

Chapter 3-2　低強度有氧 精準燃脂　　　　　　126

Chapter 3-3　每天30分鐘 掏空身上脂肪　　　　132

Chapter 3-4　水，就是我的燃脂加速器　　　　　140

Chapter 3-5　運動量大 不一定能減脂　　　　　146

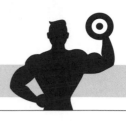

PART IV 實證案例

Chapter 4-1　他，甩脫十多年的高血壓　152

Chapter 4-2　他，每天山珍海味還能減重22公斤　156

Chapter 4-3　他，是一位醫美醫生　160

Chapter 4-4　他，練回了六塊肌；她，找回了青春有緻　164

Chapter 4-5　她，和腰間肉拜拜　168

Chapter 4-6　她，抱著心魔變態減肥　174

Chapter 4-7　她，是一位早餐店的姐姐　178

Chapter 4-8　她，是一位甜點試吃員　182

Chapter 4-9　她，藉鍛鍊找回體態走出婚變　186

Chapter 4-10　她，從寬鬆T恤改穿性感背心　190

Chapter 4-11　客戶評價：五星級的專業教練　196

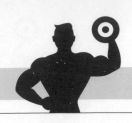

給自己的減肥方式取個名字，
我想叫它：「思考邏輯減肥法！」

用邏輯來減肥有多簡單？

舉個簡單的例子：當你養的寵物狗送到寵物醫院，醫生告知你的狗狗過胖了，請定時定量的餵食！不出一個月，你的毛小孩就縮水了，所以，你要承認自己的自制力比狗還差嗎？

減肥、減脂、改變體態、改變身型，在現今社會中，已經成為一個每個人都在執行的事情，所有人都有減肥的經驗（包括體態雕塑），為什麼有人成功？為什麼有人失敗？

「所有的減肥方法都離不開熱量赤字」（即衍生出各種減肥法）。

這句話，硬是把減肥和日常生活區隔開來了，間接地造成了一種「我除了生活與工作以外還必須去注意的事」的心理壓力，這個壓力基本上是微乎其微，且隨時會被遺忘，明天再減、之後再減，你就是因為覺得自己不夠胖，所以才能安於現狀！反正大家身材都一樣差，你也不是最差的那一個，沒關係！但你的肥胖不會停止，總有一天會達到你心裡所能負荷的閾值，到時候再努力也不晚就是了。

千萬不要沉浸在過往的成功減重，你減下的那幾公斤，只不過是身體因應你的生活作息及飲食習慣所產的改變而變化，如今都已經加倍回到你的身上了不是嗎？你到底在堅持什麼？

固定的思維，會有狹隘的想法！
你自以為很努力，其實你只是選擇了一個最偷懶的方式。

你的努力，並不是在學習如何減肥，而是努力尋找更快的捷徑！

從事運動產業，每次在社交場合，或者各種人際關係上的互動上，

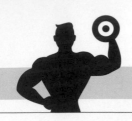

在簡單的自我介紹以及禮貌互相寒暄之後，會遇到的第一個問題90%是：「有沒有什麼瘦肚子的方法？」「有沒有什麼瘦XXX的方法？」

真的不是我小氣也不是我藏私，如果真的有局部瘦身，一定會毫不猶豫的分享，甚至還會因此賺得盆滿缽滿，全世界頂尖的運動科學都還在研究這件事，我們撇除掉專業的問題不說，現在問題回歸到你身上，今天就算有這樣的方法，你會去做嗎？我知道你不會去做，那你問個屁！

常常會有學生問我：我很喜歡吃甜食怎麼辦？我控制不住！也就是說，甜點、零食、美食的誘惑，「凌駕」在你想要「減肥」的念頭之上，那我們可不可以不要浪費彼此的時間？

做沒有結果的事情，再堅持也只是浪費時間，奢望用時間來改變一切，這真的是在自欺欺人。堅持固然重要，但是在錯誤的方向上堅持了，你要多久才能達到目標？如果用你的堅持而養成的習慣是一個錯誤的方向，那你所得到的結果註定是失敗。你想要跑得更快、更遠，但你想的是如何跳得更高，那你將永遠都不會成功。

絕大多數的人是在堅持，但也只是在堅持，不夠用心，不願接受新知，不願走出自己的舒適圈，只想安逸，不被打擾，這樣的堅持絕對是沒有結果的，如果不去改變，那自己所處的環境將會是越來越糟糕。

減脂減肥，不是一個照著樣板就能實現的計畫，而是一個不斷堆進，不斷調整成更好實現的實驗。

各種減肥方式都有屬於自己的門派，每種方式都有一個名稱，譬如說XX斷食法、XX飲食法、XX運動法，如果真要給自己的減肥方式取個名字的話…我想叫它：「思考邏輯減肥法！」

Jestur

健美錦標賽冠軍指導教練

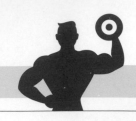

一位囉嗦嘮叨的啟發者

我在四年前加入健身房，目的是爲了讓自己在螢幕上建立更好的形象。Jeston是當年其中一位健身教練，上他的課，有件讓我印象最深刻的事情，就是他比所有我身邊的人都還要囉嗦，上完一堂課，他所嘮叨的文字量可以寫完一本「魔戒」（開玩笑的）。

Jeston是一位熱血的老師，當他看到學生投入心力，他就會傾囊相授。而我就是其中一位幸運兒，能夠獲得他的嘮叨是難能可貴的，因爲他完全是爲了你的需求而囉唆，緊盯著你的目標而嘮叨。

手腕受傷是重訓者最難以排解的痛，生理動作的限制，導致運動的內容需要大幅降低或避免，不免俗的體態可能會因爲運動量降低而不符合期待。不久前我正因此而困擾，畢竟螢光幕前的曝光並不會因爲運動受傷而能有所減少。

但神蹟般似的，因為一則Jeston的Instagram限時動態跳出，時光彷彿把我拉回他從前的諄諄教誨，我腦中閃現他曾嘮叨我對於透過吃來維持體態的方法，於是我在三個月極度微量的運動模式搭配高蛋白攝入的飲食方式，體態反而更精實有料，完全出乎我意料之外。

Jeston雖然是一位囉嗦嘮叨的專業教練，但他總是能夠根據個人情況和需求，給予最合適、有科學依據的建議和指導。十足是個能引導學生如何正確地運動，改善自己體態和生活品質的啟發者，絕對讓你受益匪淺。

旁白哥RJ

YouTube頻道《哈哈台街訪》

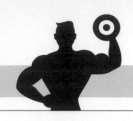

精準得太不科學的科學化訓練

5年了，我還記得第一次與Jeston相識的場景，某知名健身房的談件桌，我的前任女友即將成為健身房會員，而Jeston將會是她的教練。

我和那任女友幾乎同個時間買了教練課，會在差不多的時間一起去健身房訓練。那時女友課後最常帶回來的反饋，十次有八次吧，都是「欸，Jeston問說你什麼時候要去找他練？」

他似乎對於訓練我這件事，有著莫名的執著。而我對他的印象則是常見到他帶著學生，用一些奇形怪狀的姿勢操作器材，我不懂箇中奧秘；我甚至一度懷疑他是不是喜歡男生，但後來證實了，他喜歡的只有肌肉。

我過去曾是球齡超過15年的手球運動員，或許他是在我身上看到了長年訓練所累積的底子；又或許是看我實在練得太爛，欠雕琢。終於在入會幾個月後，我偶然有機會接受他的指導。

記得當時他一眼看出我的狀況，似乎練了一陣子，胸推的重量卡關了。我問他該怎麼辦，他想也沒想便回我：「你練得太重了。」

蛤？重訓要進步，還有不能練太重的道理？我是後來才知道，追求肌肥大並不是一昧地加重量。

Jeston的訓練風格非常科學，重量、組數、次數，每次都設定得恰到好處，我按他的指示訓練，總在他預設的重量×次數這排列組合中，精準地力竭。不會多也不會少，就那麼精準地做完最後一下。不論練手、練胸、練肩還是練背，這精準度屢見不鮮，未免科學得太不科學了！

終於某次我再也忍不住，問Jeston是怎麼辦到的，他維持一貫的風格，悠悠地說：「哼哼，經驗。」好啊你，深刻體認到爲什麼你是教練而我是學員，心服口服，我的肌肉當然也臣服。

數年過後，他已經是個奪過獎牌的健體選手，總算讓我盼來這本著作，當時他那一句「經驗」，現在全都化爲文字，赤裸地問世，毫不藏私，我太期待了。

崇易

NGH催眠師暨心理諮詢師
Podcast《＃14號聲音》

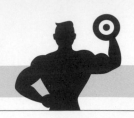

減肥路上 決心不夠才會找藉口

初次與Jeston認識，是在一場國內的健美比賽。

當時我為了備賽苦惱，飲控的內容影響心情焦慮，但是不怎麼喜歡與人家打交道的Jeston，竟然熱情地跟我分享一些知識概念，甚至一語道破了我的疑慮。

之後更因為看到Jeston的體態狀態以及最後拿下健美獎牌，更證實他的方式和想法是可行的。

在減脂跟增肌這條路上，總是很多人覺得困難，甚至表示健美選手是因為是要參加比賽，才吃得了這種苦；然而，健美選手在決定投入這項運動之前，也是一般人，再說，選手在平時和一般人沒兩樣，也是正常吃正常喝。

某天，我聽到Jeston說要把健美選手和一般人，在面對減肥、減脂時心態上的異同整理成冊，從那時開始，我就超期待這本書的完成，因為太多人都是因為決心不夠，才會給自己找藉口！

這本書的製編才剛開始而已，但我已經深深感受到內容的氣場了！

彤恩

中華民國整復總會 運動按摩委員會會長
《彤理心運動理療SPA》主理人

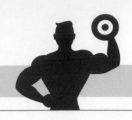

過癮地給自己一個重生的機會

只要上過Jeston的教練課一定會上癮！

他非常明確地刻畫出訓練與運動的差別，聽他上課就好像被洗腦一樣，每一句話都非常地尖酸刻薄，每一句話都像毒雞湯一樣，卻一直引導你往正確的方向前進，從一開始接觸減肥，到後來想要更加的提升自己，就一直在「信心不斷的被打擊， 但是又不斷的被鼓勵」這樣的循環中。

你們減肥的時候哭過嗎？我最常聽到的話是：「他們都是專業的，我們只是普通人， 所以我們達不到這樣的體態，達不到這樣的境界。」

專業怎麼了？我們再專業也是人，不是神；我們在減肥的過程中，一樣會有餓肚子的時候，一樣要控制飲食，也一樣也要做枯燥乏味的有氧。對於「減肥」來說，專業與普通人的差別，就只是吞不

吞得下這口委屈，能不能忍耐這一點點的飢餓感，能不能接受無聊的有氧及反覆的訓練，我們一樣要上班、要工作，就只是對自己的身體負責的多與少而已，想要擁有一個良好的體態，給別人最好的第一印象，這無關身家背景，也跟長相外貌沒有任何的關係，做就對了！

減肥痛苦嗎？你再想想：
● 夏天的時候不敢露出手臂，穿背心還要帶薄紗，熱得痛苦！
● 穿短褲的時候，看到自己的肥肉，很痛苦！
● 當工作機會被自己身材影響的時候，很痛苦！
● 因為肥胖，在感情中地位低下，很痛苦！

就我個人的經驗來說，減肥的痛苦遠遠小於這些生活所帶來的不便，聽老師的話，給自己一次重生的機會，你不只會上癮，你還會改變整個人生！

Max

全國健美錦標賽
比基尼公開組冠軍

PART I

信念篇

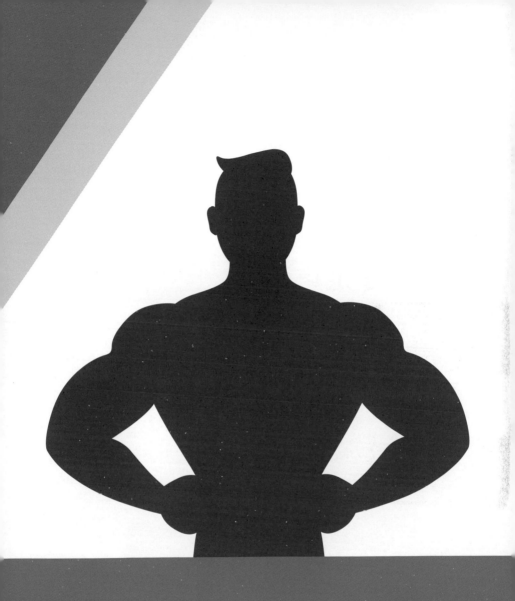

你為什麼要減脂？
你設定的目標是什麼？

減重不等於減脂
體態才是重點

我一直建議學生不要太在意體重計上的數字，因為那根本不代表什麼，只有在你的身材狀態良好的情況下，才需要關注體重。你該優先關注的是健康、美麗，以及穿著是否得體。所以，你的體重跟你的體態美麗與否沒有必然關係，這是一個非常重要的概念。

我非常熱衷於訓練體態雕塑、增肌減脂、體態比例調整等方面的工作。目前，我也擔任多家企業的體重管理師，幫助學生在更短的時間內獲得更好的體態。

許多學生不知道如何表達自己想要的體態，認為體重越輕就越好。然而，我們需要了解肌肉和脂肪之間的關係，否則就會過於執著於體重計上的數字。舉例來說，一公斤的鐵和一公斤的棉花重量相同，但體積卻大不相同，如果把一公斤的棉花看作是脂肪，而把一公斤的鐵看作是肌肉，即使你只減少了0.3公斤的棉花（即脂肪），你的體態變化也會非常明顯。

有一個有趣的案例，對比瘦身前的連勝文和籃球明星林書豪，他們的身高幾乎相同，體重也相差不遠，但體態卻有很大差異。

其實，這是因為脂肪和肌肉的佔比不同。換句話說，即使你減少了三公斤的體重，如果減少的是水分或肌肉，你看起來仍然可能是胖子，甚至連你身邊的人都看不出你有什麼變化。相反地，如果你減少了0.5公斤的脂肪，你的身體變化就會非常明顯。

因此，我一直建議學生不要太在意體重計上的數字，因為那根本不代表什麼，只有在你的身材狀態良好的情況下，才需要關注體重。你該優先關注的是健康、美麗，以及穿著是否得體。所以，你的體重跟你的體態美麗與否沒有必然關係，這是一個非常重要的概念。

當你減脂或減肥時，如果你不清楚脂肪和肌肉對體重的影響，你的減肥計畫可能會非常具有挑戰性，甚至會讓你感到沮喪。不要將你的身體狀況數字化。我可以告訴你的是，你想要的體態與你想要的體重幾乎沒有任何關係。

差很大！減脂不等於減肥

在討論減肥的議題時，我通常會問需要減肥的人他們的目標是什麼。是否想要減脂，或者只是單純地想減肥？雖然大家可能會認為這兩者是一樣的，但事實上，兩者是有很大差異的。

減肥通常是指希望減少體重，讓體重數字下降；減脂則是想要減

少身體內的脂肪，並且同時保持肌肉量。因此，減脂比起單純的減肥，更需要特定的體態和健康狀態。有些人會將自己要的東西量化，例如想要將體重減到50公斤；然而，如果只以減重為目標，即使體重下降了，體態並不一定會有所改善。

這就是許多人對於減肥的迷思，誤以為只要體重下降了，就會擁有理想中的體態。這種看法是錯誤的，因為想要擁有健美的身材，需要更多的努力和時間。而如果僅僅只是減少體重，卻沒有改變體態，對於整體健康和外表都不會有太大的幫助。

因此，當我們談論減肥時，最重要的是確定目標。是否要達到健美的身材，還是只是單純地減少體重。減重包含減少脂肪、肌肉或水分等，而減脂則是專注於減少體內脂肪，保留肌肉和水分，這對於健康和體態都更有益。因此，如果你只是單純追求減重，可能會減少肌肉，進而影響身體代謝率和體態。

減重一直是人們追求的目標，但是身體中的組織器官、脂肪和肌肉都有重量，因此務必記住體態跟體重是兩件事情。對於想要改變體態的人來說，減脂比減重更重要。減脂並不需要大量的飲食

限制或瘋狂的運動，只需要遵守適量的飲食和運動，就可以讓肌肉線條變得更明顯。

最後，要減肥減脂還是要根據個人情況和目標選擇正確的方式，不能只追求數字上的減少，而忽略了健康和體態的影響。適當的飲食、運動和睡眠習慣是最基本的，但不同人的身體狀況和目標也會有所不同，需要針對性的調整和執行。在這個過程中，和專業人士咨詢，制定合理的計畫和執行方式，才能達到理想的效果。

體重浮動不等於變胖
了解原因才能有效減肥

體重的浮動並不一定代表你真的變胖了,也不代表你的減肥計畫失敗了。只要了解造成體重浮動的原因,並採取正確的方法,就能有效地減少脂肪,提高肌肉量,達到理想的體態。

很 多人在減肥的過程中，都會經常量體重，希望看到數字不斷下降，證明自己的努力有成效。然而，有時候即使飲食和運動都控制得很好，體重卻沒有明顯的變化，甚至還會出現上升的情況，讓人感到沮喪和失落。

體重浮動是正常的

首先，我們要知道體重是由許多因素組成的，包括水分、脂肪、肌肉、骨骼、器官等等。這些因素都會隨著時間、飲食、運動、生理狀態等等而有所變化，所以體重也不可能是一個固定不變的數字。一般來說，一天之內體重可能會有0.5~2公斤左右的浮動，這是非常正常的現象，不需要過度擔心。

如果你想要準確地追蹤自己的體重變化，建議你每天在同一個時間點量體重，最好是在早上空腹時。這樣可以減少其他因素對體重的影響，比較能反映出你真實的身體狀況。此外，你也可以觀察一周或一個月的體重趨勢，而不是只看單日的數字。如果你發現你的體重在長期呈現下降或穩定的趨勢，就表示你的減肥計畫是有效的。

體重浮動有哪些原因

既然我們知道了體重浮動是正常的，那麼我們就要進一步了解造成體重浮動的原因，水分是影響體重最大的因素之一。人體約有60%~70%是水分，而水分又會隨著飲食、運動、氣溫、荷爾蒙等等而有所增減。以下列舉了幾個常見的原因，以及如何應對它們：

◉ 喝水太少

如果身體缺水，就會啟動儲水機制，讓水分停留在體內，造成水腫。因此，每天要喝足夠的水，約3000毫升左右，才能幫助身體代謝，也更能排出多餘水分。如果你剛開始執行「14天減脂計畫」，在這14天內，每天的喝水毫升數更要達到體重乘以50。

◉ 一次喝太多水

如果一次喝太多水，超過了腎臟的處理能力，也會導致水分積聚在體內，造成水腫。因此，要避免一次性喝大量的水，而是要分散在一天中均勻地喝。

◉ 鈉含量攝取太多

鹽分會吸收水分，如果攝取過多的鹽分，就會讓體內的鈉離子增加，影響細胞的滲透壓調節，讓水分滯留在身體中造成水腫。因此，要減少吃醃製品或是高鈉的食物，例如泡菜、火鍋、速食等。

◉ 糖分攝取過高

糖分也會吸收水分，如果攝取過多的糖分，就會讓血糖升高，刺激胰島素的分泌，影響腎臟的排尿功能，讓水分難以排出。因此，要減少吃糖或是含有糖的食物，例如甜飲料、甜點、糖果等。

◉ 久坐或久站

久坐或久站會阻礙下肢的血液循環，造成血液和水分在下肢積聚。因此，要適時變換姿勢或起身走動，並且做一些伸展運動，促進血液循環和淋巴回流。

◉ 荷爾蒙變化

女性在月經前後或懷孕期間，荷爾蒙會發生變化，影響細胞間液的平衡，造成水腫。因此，在這些時期要注意飲食和生活習慣的

調節，並且多喝一些無糖利尿的飲料，例如紅豆水、玉米鬚水、薏仁水等。

◉ 脂肪

脂肪是人體儲存能量的方式之一。當我們攝取的熱量超過了消耗的熱量時，就會將多餘的熱量轉化爲脂肪儲存在皮下或內臟，增加我們的體重。

脂肪對人體的健康有正面和負面的影響，取決於脂肪的種類和攝入量。脂肪可以保護器官、維持體溫、提供能量、幫助吸收脂溶性維生素和荷爾蒙的合成。但是，過多或過少的脂肪都會對身體造成負擔，增加患病的風險。

脂肪可以分爲飽和脂肪、不飽和脂肪和反式脂肪。飽和脂肪主要存在於動物性食物，如肉類、奶油、奶酪等，以及一些植物油，如椰子油、棕櫚油等。不飽和脂肪主要存在於植物性食物，如堅果、種子、橄欖油等，以及一些海洋性食物，如魚類、海藻等。反式脂肪是一種人工合成的脂肪，通常存在於氫化植物油或部分氫化植物油中，常用於加工食品，如糕點、餅乾、炸物等。

飽和脂肪和反式脂肪被認爲是對健康有害的脂肪，因爲它們會增加血液中的壞膽固醇（LDL）和三酸甘油酯（TG），降低好膽固醇（HDL），導致動脈硬化、心臟病、中風等心血管疾病。不飽和脂肪則被認爲是對健康有益的脂肪，因爲它們會降低血液中的壞膽固醇（LDL）和三酸甘油酯（TG），提高好膽固醇（HDL），保護心臟和血管。

根據世界衛生組織（WHO）的建議，成年人每天從食物中攝取的能量中，不超過30%來自於脂肪。其中，不超過10%來自於飽和脂肪，不超過1%的反式脂肪。剩下的20%左右爲不飽和脂肪。具體而言，如果一個成年人每天需要2000大卡的能量，那麼他每天可以攝取約67克的脂肪，其中不超過22克的飽和脂肪，不超過2克的反式脂肪，剩下的43克左右爲不飽和脂肪。這些數值只是一個大概的參考，實際上還要根據個人的體重、身高、年齡、性別、活動量等因素來調整。

一般來說，植物性食物和海洋性食物比動物性食物含有更多的不飽和脂肪，因此應該多吃一些堅果、種子、橄欖油、魚類、海藻等。同時，要盡量減少吃一些高飽和脂肪和高反式脂肪的食物，

如肉類、奶油、奶酪、糕點、餅乾、炸物等。在選擇食物時，可以參考營養標示，選擇低脂肪、低飽和脂肪、低反式脂肪的產品。

因此，如果攝取過多的脂肪，就會增加熱量的攝入，超過身體的消耗，導致體重增加。另一方面，如果攝取過少的脂肪，就會影響身體正常的生理功能，造成營養不良。因此，要保持健康的體重，要控制適當的脂肪攝取量，並且選擇優質的脂肪來源。

確定目標
啟動 14 天減脂計畫

大部份成功減脂減肥的人都有非常明確的目標,例如:2個月後要結婚、3個月後要穿比基尼、被醫生警告必須減肥…等等。唯有制訂明確的目標,才有可能達到理想的狀態。

對於所有來找我諮詢減脂減肥課程的學員，我一定會先問這兩個問題，並且要求他們想清楚：你爲什麼要減肥？你設定的目標是什麼？

必須先制訂你爲什麼而減肥，不要拿健康當理由

百分之九十以上的學員，都會笑著回答爲了「健康」，所以要減肥、要運動、要控制飲食…他們卻料想不到，笑著說完「健康」兩個字之後，換來的是我冷冷的回應：「實話告訴你，拿健康做爲瘦身的理由，很難成功，除非你的醫生告訴你，如果再不減肥、再不運動、再不控制飲食，你就會死。」

14 天減脂計畫

當你確立了減肥的目標之後，我就會帶領你啟動減脂計畫，我會先要求你測量此刻的身體資料，然後要求你在未來的兩個星期內必須做到多喝水及空腹有氧，多喝水是讓你身體的代謝恢復正常，空腹有氧則是開始促使身體使用脂肪當做能量。14天後再次

測量身體資料，然後與之前的數據做比對，當我更清楚的了解你之後，再來規畫後續應該做什麼事情。

14天減脂計畫的步驟如下：

步驟一：測量身體資料，以利在十四天（兩星期）後做資料對比

◉第一個位置是掰掰袖。請你把手臂彎曲成90度，然後測量你的手臂最粗的地方，以公分做為計算單位。請注意：每次測量都保持出力的狀態，一樣的動作一樣的力量。

◉第二個位置，是肚臍上三指，也就是腰圍。腰圍必須測量兩個數值：縮緊小腹以及放鬆小腹，我其實並不想知道你的腰圍有多粗，而縮緊小腹有極限，確保你每次都在正確發力，提高精準度。

◉第三個位置，是大腿最粗的地方。站著量也好，坐著量也罷，你每次測量都要一樣的姿勢一樣的動作就可以。

◉第四個位置，是小腿最粗的地方。我們統一量右邊就可以了，因為當你在減脂減肥的過程中，不會只有半邊瘦下來，一定是兩邊一起瘦。

◉第五個位置，是臀圍。臀圍很簡單，正面看著鏡子測量你臀部
　的最寬的地方，這樣就可以了。

步驟二：每天都必須喝足夠的水量

就是我剛剛說的，以你的體重做換算，體重乘以50得到的數字，
就是你這兩星期每天都必須喝到這麼多毫升的水。喝足夠水這件
事情非常重要，人之所以需要減脂減肥，大部份都是因為代謝下
降，喝足夠水就是要先恢復你的正常代謝，代謝正常後，接續的
減脂減肥、運動，甚至是控制飲食，才會有效。

換算出來的數字上限為4000，最低為2900。卽便你的體重很低，
最低的喝水量也要有2900cc。

步驟三：執行空腹有氧

最簡單的空腹有氧，就是上午起床吃早餐前，先做個30分鐘的低
強度有氧，例如簡單的抬手抬腳運動（包括原地踏步，只要手腳
有動，都算抬手抬腳）。

上午起床做低強度有氧的原理，是你睡眠時間約爲六到八小時，也就是你達成六到八小時的空腹，這時做低強度有氧，最具燃脂、減脂效果。

再來是午餐到晚餐之前，也有一個六到八小時的空腹時間，也就是說，如果你先做低強度有氧運動再去吃晚餐，也算做一次空腹有氧。

然後，如果你的晚餐吃得早，到你睡覺時間之前還會有一個六到八小時的空腹時間，可以在睡覺前做低強度有氧。

所以，一天有三個可以執行空腹有氧的時段供你選擇，當然，只要你的體力足夠，可以三個時段都做。

當你確實執行14天的步驟二和步驟三之後，請把步驟一所要求的臂圍、腰圍、大腿圍、小腿圍、臀圍再測量一次，我會針對14天之內的成效做比對和分析，然後針對你的情況，設計最適合的飲食計劃。

剛跟各位說到，大部分肥胖減不動的人都是因為代謝下降，所以我們在一開始14天，必須先增加你的飲水量，幫助你恢復正常的代謝，在這階段你的飲食不用做大幅度的調整，按照你原來的飲食方式卽可，假設你原本已在使用「168間歇性斷食法」，那就持續你的「168」。

我之所以要你先保持原有的飲食方式，是因為你現在的體重應該是不上不下的狀態，所以來找我。我先測量了你的身體資料，保持了你現有的飲食習慣，只要求你喝足夠的水，所以如果14天後你的腰圍減少了，甚至是你的體重下降了，你就沒有反彈的理由了，因為你的代謝恢復正常了。

「喝水就會瘦」，就是這個道理。

減肥期間如何喝水最能達到減肥效果？

在減肥過程中，正確的水的攝入量和方式都非常重要，因為它對於減肥的效果和健康的維護都有著至關重要的作用。減肥期間如何喝水才能最大化地達到減肥效果？

■ 第一點，每天攝入充足的水分

每個人的身體狀況都不同，但是對於大部分人來說，每天需要攝入至少八杯水。在減肥期間，人體消耗的能量增加，需要更多的水來維持基礎代謝和代謝廢物。如果身體缺水，代謝會減緩，減肥效果也會大打折扣。

■ 第二點，適量飲用溫水

溫水可以促進腸胃蠕動，有利於排便和消化。此外，飲用溫水還可以幫助身體排出多餘的水分，消除浮腫。如果喝太熱的水，會因為水溫過高對胃黏膜造成刺激，引起胃黏膜的損傷和炎症反應，從而影響消化功能。胃是一個消化器官，主要的作用是將進食的食物進行機械性和化學性消化，將其分解成小分子的營養物質，進行吸收和利用。

當胃受到過熱的水的刺激時，會引起胃壁收縮和胃黏膜的損傷，這樣會影響胃的正常運作，使消化酶的分泌和胃腸蠕動減弱，從而影響食物的消化和吸收，進而影響減肥效果。此外，過熱的水還會影響胃腸道的蠕動，延緩了食物的排空時間，容易造成胃脹、消化不良等不適症狀，進而影響減肥效果。

因此，在減肥期間，喝水的溫度應該適中，不宜過熱或過冷，建議飲用溫度介於20~40度之間的水，這樣不會對胃黏膜造成傷害，同時也有利於身體健康和減肥效果的達成。

■ 第三點，適當添加檸檬

檸檬含有豐富的維生素C，可以增加身體免疫力，減少疾病的發生。同時，檸檬還含有類黃酮等成分，具有消炎、抗氧化等作用。在減肥期間，適量添加檸檬可以提高代謝，幫助身體排出多餘的水分和毒素。

■ 第四點，控制喝水的時間和方式

最好是在餐前一小時喝水，這樣可以幫助消化和控制食量。此外，

喝水的方式也很重要。不建議在吃東西的時候喝水，因爲這樣容易導致胃酸稀釋，影響消化，進而影響減肥效果。建議是在進食前20分鐘或進食後一小時內喝水，這樣不會對食物消化產生干擾。

■ 第五點，適量控制飲用甜飲料和酒精飲料

甜飲料和酒精飲料通常都含有高熱量和高糖分，容易導致體重增加，影響減肥效果。相對來說，飲用純淨的水或者添加檸檬的水更加健康，能够幫助控制卡路里的攝入。

減肥期間喝水需要控制好喝水的量和方式，以及適當地添加檸檬等成分，這樣才能最大化地達到減肥效果。此外，減肥過程中還需要注意飲食均衡，適當運動，睡眠充足等方面，才能保證健康減肥的效果。

14 天後體重沒什麼變動 這個速度會太慢嗎？

減肥 14 天體重沒什麼變動，不代表沒有效。每個人的身體狀況、代謝率、遺傳基因、飲食和運動習慣都是不同的，因此減肥的速度也可能因人而異。14 天後只要體態數字有下降就是好的開始，繼續加油！

一般來說，每週減重0.5到1公斤是安全和可持續的範圍，但在最初的幾天或幾周中，體重減少的速度可能會比較快，因爲身體會釋放掉水分和體內儲存的碳水化合物。然而，隨著時間的推移，減重的速度通常會變慢，這是因爲身體已經適應了新的飲食和運動習慣，需要更多的時間才能看到進一步的改變。

如果你遵循了一個合理的減肥計畫，包括控制熱量攝入和增加運動量，但體重沒有顯著下降，那麼你可以考慮以下幾點：

1. 確認你的熱量攝入是否太高或太低

如果你攝取的熱量比你消耗的熱量多，那麼你就不會減重。同樣地，如果你攝取的熱量太少，身體可能會進入饑餓模式，減慢代謝率，導致減重速度變慢。試著確定自己的熱量攝入量是否在合理範圍內，並調整飲食計畫，以確保營養攝入充足的同時，減少熱量攝入。

2. 評估你的飲食品質

即使你在控制熱量攝入，但如果你飲食中缺乏營養素或攝取了太

多的加工食品和高糖食品，那麼減肥效果可能不如預期。因此，評估你的飲食品質是非常重要的。

一個良好的飲食品質應包含豐富的蛋白質、蔬果、全穀物、健康脂肪和低脂乳製品。蛋白質是身體建造肌肉和維持組織的基礎，因此攝入足夠的蛋白質對於減肥成功非常重要。

蔬果含有豐富的維生素、礦物質和纖維，可提供人體所需的營養素，同時也有助於減少攝入的熱量。全穀物是良好的碳水化合物來源，可為身體提供長效能量，同時也富含纖維，有助於促進腸道健康。健康脂肪如橄欖油、堅果和魚油可提供必需脂肪酸，有助於維持心臟健康。低脂乳製品則是良好的鈣質來源，有助於維持骨骼健康。

減肥不僅僅是為了短期的效果，更重要的是建立一個健康的飲食習慣，從而保持身體健康。當你建立了健康的飲食習慣，你的身體不僅能夠保持健康，也能夠更容易地控制體重。

3. 調整減肥計畫

如果你已經遵循減肥計畫一段時間，但體重沒有變化，也不要灰心喪氣。你可以檢查你的飲食和運動計畫，看看有沒有哪些需要調整。例如，你可以減少熱量攝入，增加運動量，或者更換一種更適合你的減肥計畫。記得，每個人的身體和情況都不同，所以找到適合自己的減肥方法是最重要的。

4. 改善睡眠質量

研究顯示，睡眠質量與體重控制密切相關。當你睡眠不足或睡眠質量差時，會影響你的飲食和新陳代謝，使得減肥效果不佳。因此，保持充足的睡眠對於減肥至關重要。建立一個穩定的睡眠時間，保持良好的睡眠習慣，避免在睡前過度活動和刺激，可以幫助你提高睡眠質量。

睡眠不足會影響體內荷爾蒙分泌，導致食慾增加，進而影響減肥效果。此外，睡眠不足還會使人感到疲憊，減少運動的動力和效果。建議每天保持7-8小時的睡眠時間，以幫助身體恢復和新陳代謝。

5. 建立運動習慣

減肥不僅僅依靠飲食控制，還需要通過運動來消耗熱量和增強身體的代謝能力。建立運動習慣可以讓你的身體更容易地燃燒脂肪，同時也可以提高心肺功能，增強肌肉力量，改善身體的柔軟性和協調性。

如果在減肥期間沒有進行適當的運動，那麼身體就無法有效地消耗卡路里，減肥的效果也會大打折扣。建議每天進行至少30分鐘的有氧運動和力量訓練，如快走、慢跑、騎車等，以幫助身體燃燒脂肪，增加代謝率，並改善體脂肪組成，達到減肥的目的。

6. 壓力過大 適當放鬆

壓力過大也是影響減肥效果的因素之一。當人們面臨壓力時，身體會釋放出一種叫做皮質醇的荷爾蒙，這種荷爾蒙會促進脂肪的堆積，導致體重增加。因此，保持心情愉悅、適當放鬆壓力也是減肥的重要一環。

爲什麼有些人不管怎麼吃 都很瘦？

每個人體質本身就不同，不用去羨慕別人，只要好好執行減脂步驟，你一定會有變化的。

許多人都有這樣的疑問：為什麼有些人不管怎麼吃都很瘦？這似乎不公平，但其實這背後有許多原因。以下是一些可能的解釋：

1. 基因遺傳

遺傳是影響身體形態的一個重要因素。有些人天生代謝率較高，也就是說他們消耗的卡路里比其他人多。這些人可能擁有遺傳上的優勢，讓他們可以吃很多卻不容易增重。

此外，有些人天生擁有較少的脂肪細胞，這些細胞負責儲存能量。當他們攝取的熱量超過身體需要時，這些細胞不會膨脹得太大，因此不容易增重。

2. 生活方式

除了基因，生活方式也是影響體重的因素。有些人擁有健康的生活習慣，例如每天運動、飲食均衡等，這些習慣可以幫助他們維持健康的體重。相反，一些人可能有不健康的生活方式，例如經常食用高熱量、高脂肪的食物，缺乏運動等，這些因素都可能導致體重增加。

此外，一些人可能有較高的精力消耗，例如手工藝、運動、工作等，這些活動都可以增加他們的能量消耗，幫助他們控制體重。

3. 環境因素

環境因素也可能影響體重。例如，某些人居住在城市或社區中，有較多的運動設施、健身房和健康飲食選擇，這些因素都可以幫助他們保持健康的體重。相反，一些人可能生活在食物短缺、食物種類單一的地區，這些因素都可能導致他們的體重增加。

他們也可能經常旅行或工作，需要在外就餐，這可能會導致他們飲食不健康，進而影響體重。

4. 飲食習慣

飲食習慣也是影響體重的因素之一。有些人擁有較健康的飲食習慣，例如選擇低熱量、高營養價值的食物，避免過量攝取糖分和脂肪等，這些飲食習慣可以幫助他們控制體重。相反，一些人可能有不健康的飲食習慣，例如經常食用高熱量、高脂肪的食物，這些習慣容易導致體重增加。

5. 心理因素

心理因素也可能影響體重。有些人可能有較高的壓力水平、焦慮或抑鬱症狀,這些情況都可能導致食慾增加,進而導致體重增加。相反,一些人可能有較健康的心理狀態,例如樂觀、自信等,這些情況可以幫助他們控制飲食,維持健康的體重。

總結來說,有些人不管怎麼吃都很瘦,這是由多個因素共同作用的結果。基因、生活方式、環境因素、飲食習慣和心理因素都可以影響體重。如果你想控制自己的體重,你可以從這些因素中找到適合自己的方法。

找到適合自己的體重控制法

首先,關注自己的飲食習慣,儘量選擇低熱量、高營養價值的食物,避免過量攝取糖分和脂肪等。此外,你可以增加運動量,幫助身體消耗多餘的熱量。同時,保持健康的心理狀態也很重要,學會減壓、放鬆、調整心態,可以幫助你控制飲食。

另外，注意身體的基因和生活環境等因素。如果你覺得自己無論怎麼努力都無法控制體重，那麼可以諮詢專業醫生的意見，了解自己身體的情況，並根據個人情況制定適合的計畫，以幫助自己達成健康的體重目標。

最後，需要強調的是，每個人的身體都是獨一無二的，沒有一種方法可以適用於所有人。因此，在制定體重控制計畫時，需要根據個人的情況進行調整和改進。此外，也需要注意不要盲目追求極致的減重效果，過度節食和過度鍛煉都會對身體健康造成損害。最重要的是，要以健康和長期為目標，通過科學的方法和良好的生活習慣來控制體重，讓自己擁有更好的身體和心理狀態。

透過飲食記錄
幫助減肥

有些同學問：我每天都按照要求做，記錄飲食，爲什麼還沒瘦？會這麼說的同學通常執行還減肥計畫不到兩周，建議一定要確實執行 14 天再來提供前後的數據，我會幫你詳細看下一步如何執行。

記錄飲食是一種非常有效的方法，可以幫助你減肥。通過記錄飲食，你可以更清楚地了解自己的飲食習慣，找到改進的空間，同時也可以對自己的飲食情況進行更好的掌控。下面是一些有關如何透過記錄飲食來減肥的建議。

1. 使用飲食日誌

使用飲食日誌是記錄飲食的一種方法，你可以在紙上或是使用一些飲食日誌的應用程式，將每天所吃的東西都記錄下來。在飲食日誌中，你可以記錄每餐的時間、所吃的食物、飲料、份量和卡路里等信息。在日誌上可以加入備註欄，你可以在這裡寫下自己的感想，例如體重變化、飲食習慣的改變、情緒和身體狀況等。通過不斷地記錄，你可以更好地了解自己的飲食習慣，找到改進的方法，同時也可以激勵自己繼續保持良好的飲食習慣。

2. 測量食物份量

對於控制體重來說，掌握食物份量是非常重要的。因此，在記錄飲食時，你需要測量每種食物的份量，以便更好地計算卡路里攝入量。可以使用量杯、計量勺或廚房秤等工具進行測量，以確保

分量的準確性。通過測量食物分量，你可以更好地掌握飲食量的控制，從而達到更好的減重效果。

3. 分析飲食習慣

透過記錄飲食，你可以分析自己的飲食習慣，找到改進的空間。例如，你可能會發現自己經常在晚上吃太多的零食或高熱量的食物，或是經常忽略早餐。通過分析自己的飲食習慣，你可以找到改進的方法，如減少夜間的零食攝入、增加早餐攝入量等，以達到更好的減重效果。

4. 設定目標和追蹤進展

透過記錄飲食，你可以設定適合自己的減重目標，例如每周減重0.5公斤或1公斤等。同時，你還可以追蹤自己的進展，看看是否已經達到了預期的效果。如果你發現進展不夠理想，可以通過調整飲食量和品質，以及增加運動量等方法來達到目標。

5. 使用飲食記錄應用程式

現在有許多飲食記錄應用程式，可以幫助你更方便地記錄飲食，

並提供更多的功能，如卡路里計算、食物營養成分分析等。使用
這些應用程式可以幫助你更快速地記錄飲食，同時也可以提供更
多的分析和反饋，幫助你更好地控制飲食，達到更好的減重效果。

總結起來，透過記錄飲食可以幫助你更好地掌握自己的飲食習
慣，找到改進的空間，從而達到更好的減重效果。當然，只是記
錄飲食還不足以達到減肥的目標，還需要進行適當的運動和保持
健康的生活方式，才能實現長期的減重效果。

PART II

飲食篇

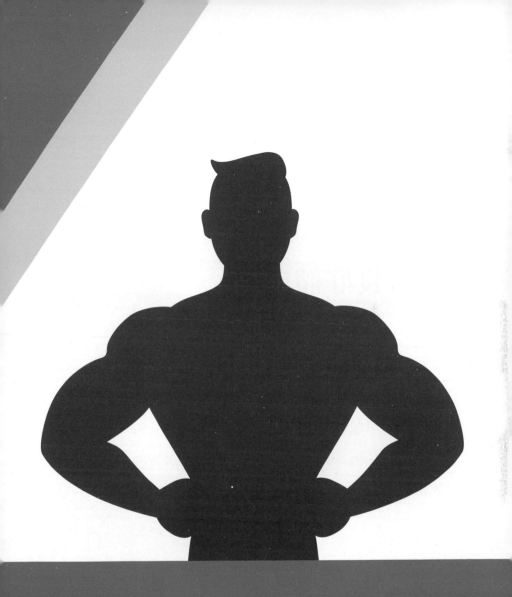

正確的減脂方式需要付出努力，
而節食減肥是偷懶的做法，
管住自己的嘴有什麼難的？

健康減重
才有良好體態

大部分人開始減脂的方式都是從飲食開始，因爲不需要運動。但少吃並不是正確的減脂方式，落後國家的人民一周的飲食量可能都不如正在做減脂的人一天的飲食量，他們正在執行的極端飲食法在最終會導致四肢細細、肚子大大的身材。

在台灣非常多知名人士曾使用、銷售、代言減肥藥、減肥茶和醫美療程，卻依然逃不過復胖的命運，最終還是回歸到健康飲食、健身運動，才回復到符合大眾審美的體態，這樣的例子告訴我們減肥不是靠外在產品就能成功的。很多人爲了減肥而採用不正確的觀念和方法，無論如何努力都是走錯路，所以要珍惜自己的身體，不要輕易嘗試不安全或無效的減肥方法。

極端飲食的計劃沒有辦法持續長久，而且當你的營養素不足的狀態下，你的身體會很自然地開啟節能模式，你的身體並不知道你正在減肥，你的身體只知道你現在身處於一個極度蠻荒且飢餓的環境，身體會盡可能地減少熱量的消耗，這就是所謂飲食造成的代謝低下，從此刻起你的減肥效率會大打折扣，甚至是你恢復正常飲食之後會以肉眼可見的速度反彈，由於新陳代謝的狀態下降，身體根本剎不住車，讓體重直線上升。

在身體營養素不足的狀況下會開始捨去一些身體不必要的物質，你會明顯的開始掉髮，皮膚變得粗糙且失去光澤，因爲對於你的身體來說，頭髮已經不是必要的東西（很可怕）！身體會集中營養素到重要的器官，內臟器官也會產生非常多的脂肪成爲一道天然的保護屏障，形成四肢細長、肚子腫大的體態。

想想為什麼大多數落後國家的勞動工作者擁有明顯的肌肉線條？

印證了一點：想要良好的體態，絕對離不開運動。

負熱量食品不存在

從以前的代餐減肥茶到現在的科技餅乾，這些所謂的高科技產品都只是換湯不換藥，沒有任何食品是負熱量的，也沒有任何一種食品能夠讓你吃了之後減少脂肪，我們應該以正確的方式來減肥，例如運動和均衡飲食。

每當看到類似的廣告和產品時，我都會產生一個有趣的想法：首先，讓我們了解體脂率對身體的影響。對於女性來說，體脂肪過低可能會導致荷爾蒙不平衡，影響月經並可能導致停經。對於年長女性，停經可能會加速進入更年期並導致身體老化，進而產生一系列身體問題，如骨質疏鬆和皮膚乾燥。男性的體脂肪過低也會影響健康，最常見的是免疫力下降和睪固酮分泌減少，進而影響精子數量和性慾。許多研究指出，極低的體脂肪率也會增加生病和死亡的風險。

代餐的邏輯錯誤

許多人使用代餐及減肥茶來控制體重，卻誤以為這些產品能夠降低體脂率和減少身上的脂肪。

事實上，目前已知的食物來說，不存在任何負熱量的食物，也就是說，沒有任何一種食物吃進身體裡可以「減少脂肪」。

代餐的根本邏輯只是改變你原有的飲食習慣，減少你熱量的攝取，某些成分的確可以加速身體的新陳代謝及減少脂肪的生成，但並不能直接消滅身體原有的脂肪。

假設今天所謂的代餐（科技餅乾）或減肥茶確實能減少自身脂肪，那應該明確標示體脂肪達下限的人不宜使用，因為過低體脂肪率會造成免疫系統的功能下降。

舉例來說，我用100公斤的身體吃了代餐達到了80公斤的體態，我從100公斤到80公斤的飲食記憶是空白的，我雖然得到了80公斤的身體，但是我卻只有100公斤的飲食習慣，再加上我因為代

餐造成的營養素不足代謝低下，當我恢復了100公斤的飲食記憶，我的體重就會直線上升，甚至超過原有的體重，這就是所謂的復胖。保持身體應有的代謝水平，喝足夠的水量就很容易達成，很多肥胖的同學一天的飲水量不足1500 CC，導致身體的代謝速度緩慢。

其實，我們的身體都有足夠的能力去處理多餘的脂肪及代謝物，但是因為水分的不足，所有的細胞甚至是其他的器官代謝功能都大打折扣！我有很多的學員在減肥前期的過程中，只要增加喝水量就能夠減少3到5公斤。很多人都會覺得水喝太多容易水腫，其實根本相反，讓你水腫的原因非常多，包括如熬夜、生活壓力、飲食過油或過鹹或過甜等等，都會造成皮下水分滯留排不出體外。大家都有在宵夜的時候吃泡麵的經驗，泡麵的鈉含量很高，一碗泡麵隔天造成的水腫從體重機上就可以明顯的看出，你該不會認為宵夜吃的泡麵隔天就變脂肪了吧？

增加飲水量增加排尿量，帶走更多不需要的物質及身體的代謝後產物，所以我一直強調拉高新陳代謝，是正確減脂的第一步。

斷食
是人類原始的飲食模式

所謂「日出而作」，就是起床後餓著肚子就先工作，這種睡足 6 到 8 小時空腹狀態下工作的習慣，就形成了所謂的空腹有氧運動，也是「168 斷食法」的原型。

對於想要減肥的人來說，飲食和運動都是很重要的一環，但是如果只是想要維持健康的體態，飲食就不是那麼重要了。只要不是暴飲暴食，正常的三餐都不會有問題，關鍵是要多喝水以及在空腹狀態下進行有氧運動。這樣可以提高身體的代謝率，加快脂肪的燃燒，達到瘦身的效果。

日出而作 是「168 斷食法」原型

從狩獵時代到農業時代，人們的飲食模式是以餓著肚子工作為主，所謂「日出而作」，就是起床後餓著肚子就先工作，這種睡足6到8小時空腹狀態下工作的習慣，就形成了所謂的空腹有氧運動，也是「168斷食法」的原型。以此來說，不吃早餐其實是比較健康的，因為人們原本就沒有一日三餐的飲食模式，在唐宋時期，人們甚至是一日一餐或是一日兩餐。

舉例，以前從狩獵時代誰不是餓著肚子去打獵的？這就形成了一次的空腹有氧；在農業時代也是，清晨四、五點起床後餓著肚子先去田裡工作，下午四、五點收工之後才在田裡快速飽餐一頓，

每一個人都是這樣，原始的飲食模式也就是這樣，一直到現在才是吃飽了才上工，所以現代人一直始終無法消耗到身體內原的能量，消耗掉的都是剛剛吃進去的熱量。

斷食 可隨當日行程調整

減脂其實沒有所謂的一招打天下，你不需要循規蹈矩地去執行某一項減脂減肥的計畫。

舉例：假設我今天早上起床後，我做了一個空腹有氧，達成了一項關於減脂減肥的事情；那次的空腹有氧之後，我持續不進食，所以我的空腹時間，從昨晚睡前到今天中午長達16小時以上，等於我已經完成了兩次「168斷食法」。

達到16小時空腹之後，我下午狠狠去吃一頓大餐，我這一餐可能是吃到飽火鍋，我開心地吃了所有想吃的東西，但是我今天的進食時間只有吃火鍋的2個小時，因為我這一餐吃完之後可以跳過晚餐，甚至到宵夜也不會餓，直到明天早上才有飢餓感，等於是

達成了將近20個小時的空腹；然後我後天可能不想要這麼做了，所以早上起床吃了一個很簡單的生菜沙拉，不做空腹有氧，但吃完早餐後空腹到晚餐才又進食，這樣我也算完成了一次「168斷食法」。

空腹 12 小時 誘發細胞自噬

大部分人都會直接選擇斷食法，因為它是最簡單最不用思考的。斷食的原理就是拉長空腹的時間，其實空腹對身體來說有很多好處，因為當你空腹12小時以上，身體缺乏能量但是細胞仍然需要養分，於是開始吃一些身體原有的舊細胞，這個我們稱為「細胞自噬反應」，也就是身體自我的新陳代謝、代舊換新，舊細胞被吃掉，生成新細胞，如同你去捐血，有助於新血液的生成。

什麼是「細胞自噬」？

細胞自噬是一種細胞自我降解的過程，透過這種過程，細胞可以清除掉其內部的不需要或損壞的細胞器、蛋白質、核酸等分子，以維持細胞內部環境的穩定性和正常功能。

細胞自噬的過程包括三個主要步驟：隔離、降解和再利用。首先，細胞將不需要或損壞的分子包裝在一個雙層膜囊泡中，形成一個稱為自噬體的結構。接著，自噬體與細胞內部的溶酶體相互作用，使得其中的水解酶能夠將自噬體內的分子進行降解。最後，經過降解後的分子可以再利用，例如用於合成新的蛋白質或能量代謝等。

細胞自噬在細胞內的許多生理過程中都扮演著重要的角色。例如，當細胞經歷長時間的饑餓時，自噬可以提供細胞所需的能量和營養素；當細胞受到外界壓力或損傷時，自噬可以清除損壞的細胞器和蛋白質，保持細胞內部的穩定性和正常功能；此外，自噬還可以幫助調節細胞生長、分化和凋亡等生理過程。

「碳循環」飲食法
讓你吃飽照樣減脂

「碳循環」可以每天吃飽飽的，不會讓你有饑餓感，它只是
拿掉了你其中一項營養素--碳水，也就是澱粉類的麵、飯。

我們在網上能夠看過的飲食法種類繁雜，但各家各派最終的目的，都是減少熱量的攝取，製造你的熱量的缺口；也就是說，我原本一天的基礎代謝是2千卡，但是我今天用這些飲食方式，只攝取了1500卡，所以我有500卡的熱量缺口，這缺口會從身體裡面去找，達到掏空脂肪的目的。

每個減脂門派都有人成功，但不見得適於你現在的身體及生活模式，例如你的工作必須得吃飽，或者是你的飲食習慣沒辦法斷食，這時你可以採用「碳循環飲食法」。

「碳循環」控制澱粉攝取量搭配運動

為什麼要說「碳循環」？意思是我今天正常吃飯吃麵，我明天攝取的澱粉減少一半，後天再減少到今天進食量的下1/3，第四天則是「零碳日」—完全沒有麵與飯。

這樣子去做循環，然後再搭配運動，比如說：

1. 今天是高碳日，正常吃飯吃麵，搭配高強度的運動，例如快跑、力量訓練、肌力訓練；
2. 今天是低碳日，澱粉類的攝取減半或剩1/3，搭配快走等比較低消耗、低強度的運動。

減脂 應該融入生活

任何減脂減肥方法都必須融入你的生活中，配合你的生活模式，而不是你強迫改變生活作息去執行減脂計畫，因為改變見效後，就會恢復原本的作息，一旦恢復原狀，你的體重理所當然就會回到原本的樣子。

現今社會的食材品質都非常的差，然後我們又有一日三餐的習慣，腸胃一直在做食物的疊加，現代人又沒有一個好的運動管道，或者真正減少身體內部能量的運動方式，原本儲存在身體的能量已經消耗不完，還不斷進食攝入營養。

減脂減肥的關鍵，是脂肪消耗、掏空身上的脂肪，而斷食法就是

製造身體能量虧空，卽便大吃大喝，食物養分也會去回塡被我消耗殆盡的肝糖和肌糖原，沒有機會變成脂肪。

瘦身不是減肥 警惕短期方法的反彈效應

胖是現代人的共同問題，尤其是對於女性而言更加敏感。許多人都渴望擁有苗條的身材，因此開始尋找各種減肥方法，如節食、運動、減脂針、縮胃手術等，但很少人意識到，成功減去一部分體重後，若不改變原有的飲食模式，身體很快就會回到原本的狀態。

許多人選擇使用埋線減肥，但其效果可能並不理想。埋線會影響人的食欲，導致看到食物就會想吐，影響人的中樞神經，而當這個效果消退後，人的飲食模式往往並不會因此改變，結果是體重回升，甚至可能會超過原本的體重，這是因爲短期方法往往會降低身體代謝率，導致脂肪反彈。

減肥茶 就是要你多喝水

廣告效應無所不在，它們試圖通過引人注目的訊息、圖像和聲音來影響消費者的購買行為。然而，這些廣告常常掩蓋了產品背後的真相，導致消費者盲目跟隨廣告的腳步，對他們的健康造成潛在威脅。

減肥茶的成分中可能含有中藥或酵素，可以加速新陳代謝，促進腸胃蠕動，讓人容易排便。有些減肥茶的廠商可能會大肆宣傳其減重功效，但實際上，減肥茶只是讓人喝更多的水，從而幫助身體更好地代謝脂肪，從而達到減重的效果。因此，消費者應該明確了解喝水和喝減肥茶的區別，選擇合適的減重方式。

韭菜、減脂減肥產品都展現了龐大的廣告效應。當韭菜的含鋅量成為熱門話題時，韭菜的銷售量大幅提升；然而，這種推銷行為忽略了韭菜所含的其他營養價值。同樣地，許多減脂減肥產品也在市場上大力推銷，許多消費者盲目地跟隨廣告，購買這些產品，但實際效果卻未必理想。

廣告所描述的減脂減肥產品，往往沒有得到醫學界的認可。有些產品甚至含有有害成分，例如含有禁用的藥物，這些藥物可能會對身體造成傷害，而且可能會產生依賴性。此外，這些產品的效果常常被誇大，許多消費者發現他們的減脂減肥計畫沒有實際的成效。

健康餐價高 難長久堅持

目前市面上還流行所謂的健康餐。

先說說你的飲食習慣吧！如果你上班日以路邊的自助餐裹腹，剛好常去的自助餐廳使用的又是最劣質的沙拉油，一鍋油就把所有的菜都炒過，油被長時間的高溫加熱會產生不好的脂肪酸，代表所有擺在桌上讓你挑選的菜品，都沾了不好的油脂類；也就是說，你買的這一盒便當裡，除了白米飯是乾淨的，其他菜餚都是帶著自由基被吃進你的肚子裡。

當你突然把原本被吸附滿滿不健康自由基的飲食模式，改成健康

餐，健康餐之所以健康，因為它用了很好的油，但食材跟自助餐的差不多，當你吃進的食物變得比較乾淨，肯定會在初期看到減肥或者減重的效果，但一分健康餐的單價足以讓你吃一整天的自助餐，經濟的壓力讓你沒辦法長久堅持。

有找營養師諮詢的朋友一定聽過一句話：「滷雞腿便當，雞腿去皮，三道菜過水，飯吃一半」，青菜過水是因為青菜吸油，所以要把油洗掉；雞腿去皮，是因為雞皮是脂肪。同理，焢肉也是一層富含脂肪的皮層。

吃肥肉會胖 主因是太鹹

然而，不吃雞皮、不吃肥肉就不會胖嗎？其實就我的觀察，吃焢肉會胖，主要是太鹹，鈉含量高造成身體的水腫。很多人的體重增加和體態短時間改變，其實都是因為水腫。

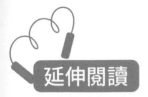

延伸閱讀

鈉離子和水腫有什麼關係？

鈉是一種離子，它在體內扮演著許多重要的角色，例如幫助身體保持水分平衡、協助神經系統和肌肉的運作等等。但是，攝入過多的鈉會對健康造成負面影響，尤其是導致水腫的風險增加。

水腫是因爲體內的液體積聚過多所導致的。鈉是一種離子，能夠引起水的滲透壓增加，從而使得體內的液體向組織間隙中流動，導致水腫的產生。攝入過多的鈉會使得身體中的鈉濃度升高，進而引起水分滲透到細胞外，導致組織間隙中液體的增加，進而形成水腫。

因此，如果你有水腫問題，建議減少攝入過多的鈉，避免攝入過量的鈉對身體產生負面影響。世界衛生組織推薦每日攝入鈉的量不應超過5克，相當於一茶匙鹽的量。除了減少攝入鈉以外，適當的運動和足夠的水分攝取也可以有助於減輕水腫問題。如果水腫問題嚴重，建議尋求專業醫療人員的幫助。

西瓜減肥法 不適合所有人

西瓜減肥法主要原理是利用西瓜具有低熱量、高纖維和高水分的特點，幫助人們減少攝入的熱量，從而達到減肥的效果。

具體而言，這種方法建議人們在一段時間內（通常是3-7天）只食用西瓜作為主要的碳水來源，並在此期間停止攝入其他任何形式的碳水化合物。此外，建議人們每天食用的西瓜量應該是其體重的一定比例，通常是每公斤體重約食用30克的西瓜。

儘管西瓜減肥法可以幫助人們減少攝入的熱量，但它也存在一些風險和限制。例如，長期只依賴西瓜作為主要的食物來源可能導致營養不良和健康問題。此外，此方法不適合所有人，例如孕婦、哺乳期婦女、兒童和患有糖尿病等疾病的人士應該避免使用此方法。如果你想使用西瓜減肥法，請在使用前咨詢醫生或營養師的意見。

減脂期間
選擇低糖、低卡、新鮮水果

減脂時可以吃水果，但是需要注意水果的糖分含量和總熱量攝入量；另外要選擇新鮮的水果，而不是加糖或罐裝的水果，以避免攝入過多的糖分和卡路里。

燃脂可以吃水果，但要注意選擇適合的水果種類和分量。水果含有較高的糖分和碳水化合物，如果攝入過多會增加卡路里攝入，進而影響減脂效果，例如香蕉、葡萄、櫻桃等，這些水果每100克含糖分的量可能高達10克以上，相對熱量也較高。因此，在減脂期間，建議選擇低糖、低卡的水果種類，如莓類、柑橘類、西瓜、哈密瓜等，同時也要注意分量控制。

此外，減脂期間也可以選擇將水果與其他食物一起攝取，例如搭配堅果或低脂乳製品，以增加蛋白質和脂肪的攝入量，同時減少糖分和碳水化合物的攝入量，以達到更好的減脂效果。

哪些水果有助於燃脂？

有些水果可以促進新陳代謝和脂肪燃燒，有助於減肥。以下是一些有助於燃脂的水果：

葡萄柚：葡萄柚含有類黃酮，可以加速代謝，促進脂肪燃燒。此外，它還可以減少胰島素的分泌，防止脂肪在體內積累。

藍莓：藍莓是一種低糖水果，含有豐富的抗氧化劑，可以減少脂

肪細胞的存儲，並且有助於降低膽固醇和血糖水平。

草莓：草莓富含維生素C和纖維，可以幫助身體消耗熱量和脂肪，並且可以減少胰島素的分泌，控制血糖水平。

蘋果：蘋果含有豐富的果膠和纖維素，可以促進腸道蠕動，有助於排毒和減少脂肪吸收。此外，蘋果還可以降低胆固醇和血糖水平。

橙子：橙子含有豐富的維生素C和膳食纖維，可以促進代謝和脂肪燃燒。同時，它還可以增加飽腹感，控制飲食。

檸檬：檸檬富含維生素C和檸檬酸，可以促進代謝和脂肪燃燒。此外，檸檬還可以減少胰島素的分泌，控制血糖水平。

葡萄：葡萄含有豐富的天然糖分和纖維素，可以增加飽腹感，控制飲食。同時，它還含有抗氧化劑，可以減少脂肪細胞的存儲。

櫻桃：櫻桃含有豐富的類黃酮和抗氧化劑，可以促進新陳代謝和脂肪燃燒，同時還可以減少脂肪細胞的存儲。

此外，如果你正在進行低卡路里的飲食計畫，建議在特定時間食用水果，例如在早上或下午，以便身體有足夠的時間將其消化和代謝。最後，請注意選擇新鮮的水果，而不是加糖或罐裝的水果，以避免攝入過多的糖分和卡路里。

減脂減肥時吃水果可以帶來以下九大好處：

1. **低卡路里**：大多數水果是低卡路里的食物，攝入水果可以提供足夠的能量，同時不會讓你攝入過多的熱量，有助於減輕體重。

2. **纖維**：水果中含有豐富的纖維，可以增加飽腹感，減少進食量，同時也有助於消化系統的健康。

3. **營養豐富**：水果富含多種維生素、礦物質和抗氧化劑，有助於保持身體的健康狀態，同時減少攝入不必要的營養素。

4. **降低血壓**：一些水果，如香蕉、藍莓和草莓等，含有豐富的鉀和類黃酮等物質，有助於降低血壓，減少心血管疾病的風險。

5. **降低膽固醇**：水果中的植物固醇可以降低膽固醇，有助於減少心血管疾病的風險。

6. **保護眼睛**：一些水果，如番茄、葡萄柚和紅橙等，含有豐富的維生素A、C和E，有助於保護眼睛，預防視力受損。

7. **改善皮膚**：水果中的維生素C和抗氧化劑可以改善皮膚的健康狀態，有助於減少皮膚老化和皮膚疾病的風險。

8. **提高免疫力**：水果中的維生素C和抗氧化劑可以提高免疫力，有助於預防感染和疾病。

9. **改善心情**：一些水果，如香蕉和草莓等，含有多種對身體有益的物質，如血清素和多巴胺等，有助於改善心情和減少壓力。

水果中的營養素可以幫助預防慢性疾病

除了以上九大好處，水果中含有五種營養素可以預防糖尿病、肥胖症、心臟病等疾病，包括：

1. **纖維**：水果中含有豐富的膳食纖維，可以幫助控制血糖和膽固醇水平，同時也有助於控制食慾和減少體重增加。常見的高纖維水果包括蘋果、梨、香蕉、草莓、藍莓、菠蘿等。

2. **維生素C**：維生素C是一種強效的抗氧化劑，有助於保護心臟和血管健康。研究顯示，攝入足夠的維生素C可以降低心臟病的風險。常見的高維生素C水果包括橙子、柑橘類水果、草莓、葡萄柚、綠色和紅色甜椒等。

3. **維生素E**：維生素E也是一種強效的抗氧化劑，有助於保護心臟健康。研究表明，攝入足夠的維生素E可以降低心臟病的風險。常見的高維生素E水果包括杏、杏仁、榛子、橄欖、木瓜等。

4. **鉀**：鉀是一種重要的礦物質，有助於降低血壓和保護心臟健康。常見的高鉀水果包括香蕉、葡萄柚、橙子、草莓、橘子等。

5. **抗氧化物質**：許多水果中含有豐富的抗氧化物質，如類黃酮、花青素、類胡蘿蔔素等，可以幫助保護心臟和血管健康，預防慢性疾病。常見的高抗氧化水果包括藍莓、紅莓、石榴、番茄等。

此外，食用水果還可預防癌症，下表列舉了水果可預防的癌症以及具有防癌功效的營養素：

水果	可預防的癌症	預防癌症的營養素
石榴	前列腺癌	抗氧化物質、維生素 C、維生素 E、鉀
葡萄柚	胃癌、肝癌、乳腺癌	抗氧化物質、維生素 C、類黃酮、類胡蘿蔔素
藍莓	大腸癌、乳腺癌	抗氧化物質、類黃酮、花青素
紅莓	食道癌、大腸癌	抗氧化物質、類黃酮、花青素
番茄	前列腺癌、胃癌	維生素 C、維生素 E、類胡蘿蔔素
葡萄	食道癌、肝癌	抗氧化物質、維生素 C、維生素 E、鉀
柑橘類水果	食道癌、胃癌、食道癌	維生素 C、類黃酮、類胡蘿蔔素
葡萄石榴汁	前列腺癌	抗氧化物質、維生素 C、維生素 E、鉀
菠蘿	大腸癌、乳腺癌	抗氧化物質、維生素 C、鉀、類胡蘿蔔素
橙子	胃癌、食道癌	維生素 C、類黃酮、類胡蘿蔔素

在減肥期間食用水果，需要注意的是控制攝入量和選擇含糖量較低的水果。此外，最好選擇新鮮的水果，而不是罐裝或加糖的水果，以避免攝入過多的糖分和熱量。

地瓜，五穀飯，糙米
食用需適量

減脂期間想要維持健康並且達到理想體重，飲食方面的選擇至關重要。地瓜、五穀飯和糙米都是被認為比較健康的食物，但在減脂期間是否可以吃這些食物呢？

近幾年來，五穀雜糧類被推捧為最健康的食物，比如說紫米、糙米、五穀米、藜麥飯等，這些食物雖然健康，但是要看成分，如果它的成分表裡面含有麩質，那它對你的腸胃消化就可能會有影響。

廣告商及各大廠商，都盡可能地宣傳五穀雜糧類的好處，但含有麩質的五穀類吃多了，可能會使得腸胃變得敏感，容易出現脹氣或者是腹痛；對於那些麩質敏感的消費者，含麩質健康飯也還是難以消化；然後廠商再推出益生菌，幫助各位改善腸道系統。看到沒，想過沒，這背後的經濟效益到底有多龐大！

紫米、糙米、五穀米、藜麥飯，這些所謂的健康米，它們並沒有錯！錯就錯在我們把它當作主食，大量的使用而改變了腸道的環境。

假設今天你的親朋好友生病住院了，請問你會準備白米粥還是紫米粥？我相信你心裡的答案，非常的明確！白米就是一種非常好消化的食物，能夠被水煮成粥，而且白米不含麩質，更能幫助各位在減脂減肥的過程中，提供有利於氧化脂肪的能量。

地瓜一直以來都被當成健康的食物、可以輔助減肥的食物；然而，種植方為了讓地瓜更好吃，不斷地加以改良，以致於現在便利商店所販售的地瓜，光是放在烤盤上都能夠烤出糖漿了。我不認為這樣的地瓜能夠幫助你減肥，它只會增加你對於地瓜的渴望！

再健康的食物都有熱量，吃多了都會胖。健康的五穀類食物都能夠吃，但請適量斟酌，觀察自己對於麩質的敏感度，不要一昧地聽到別人吃什麼你就吃什麼，學習了解自己的身體！

蛋白粉如何影響減肥？

蛋白粉是一種高蛋白質食品補充劑，它通常由乳清蛋白、大豆蛋白、蛋白質酪蛋白、蛋白質雞蛋粉等成分製成，可以提供高含量的蛋白質、氨基酸和其他營養素，被廣泛使用於健身、體育運動和減肥等領域。

蛋白質是身體所需的重要營養素之一，它對於維持身體健康和生理功能發揮著重要作用。蛋白質可以幫助身體建造和修復組織、維持免疫系統的健康、支持肌肉發育和恢復、調節新陳代謝等。在減肥期間，攝取足夠的蛋白質可以有助於維持肌肉質量、促進身體的脂肪燃燒、控制食慾等。

蛋白粉的攝取對於減肥有一定的影響。首先，蛋白粉可以提供高含量的蛋白質，並且熱量較低，這意味著攝取足夠的蛋白質不會導致過多的熱量攝入，有助於控制體重和減肥。其次，蛋白質可以幫助增加肌肉質量，進而提高基礎代謝率，使身體更容易燃燒脂肪。此外，蛋白粉還可以促進飽腹感，減少對高熱量食物的渴望，有助於控制食慾和進行減肥。

然而，蛋白粉的攝取也需要注意一些問題。首先，蛋白質是一種有機體的重要成分，過度攝取蛋白粉可能對腎臟造成負擔，尤其是對於患有腎臟疾病的人。其次，蛋白粉通常是以粉末的形式製成，其中可能添加了一些人工添加物，如人工甜味劑、防腐劑。

蛋白質有助於保持肌肉量，這對於進行減重和減脂的人非常重

要。在進行長時間低熱量飲食或增加有氧運動時，人體容易分解肌肉中的蛋白質作爲能量來源，而進食足夠的蛋白質可以減緩肌肉的分解，有助於保持身體的代謝率。

當然，蛋白粉也不是萬能的，並不適用於所有的減肥計畫。選擇蛋白粉作爲減肥計畫的一部分，需要考慮個人的飲食需求和目標。如果一個人的膳食已經足夠提供足夠的蛋白質，那麼使用蛋白粉就不是必要的。此外，如果蛋白粉添加劑包含大量的糖和其他添加物，它們可能會對身體造成負面影響。

總結來說，蛋白粉可以是一個有效的減肥工具，因爲它可以提供足夠的蛋白質，幫助保持身體的代謝率和減緩肌肉的分解。選擇蛋白粉時，應該注意其添加劑成分，以避免不必要的添加物對身體造成負面影響。最好在專業人士的建議下選擇蛋白粉產品，並將其納入健康飲食和運動的整體計畫中。

以下是一些減脂時最好的蛋白質食物
和建議的每日食用量：

食物	蛋白質含量（每 100 克）	每日食用量建議
蛋白質粉	70 克	1-2 勺
無骨雞胸肉	31 克	100 克
無骨火雞胸肉	29 克	100 克
沙丁魚	25 克	100 克
金槍魚	24 克	100 克
豆腐	8 克	100 克
紅腰豆	9 克	100 克
豆類	6-10 克	1 杯
橙子	胃癌、食道癌	維生素 C、類黃酮、類胡蘿蔔素

Chapter 2-7

減脂可以喝手搖杯飲料嗎？

手搖杯飲料的選擇要以低糖、健康的飲品為佳，另外要控制飲用量。

減 脂時喝手搖杯飲料的選擇要小心，一些手搖杯飲料可能含有高糖分和高熱量，這些都是減脂時應該要避免的。

如果你打算喝手搖杯飲料，可以考慮以下幾點：

1. **選擇低糖飲品**：一些手搖杯飲料會添加大量糖分，這對於減脂來說不利。嘗試選擇低糖飲品或減糖飲品，或者要求減少甜味劑的添加量。

2. **控制飲用量**：手搖杯飲料的熱量通常很高，因此在減肥期間，最好控制飲用量，可以把一杯飲料分成兩次喝，或者嘗試選擇小杯。

3. **選擇較為健康的飲品**：例如蔬果汁、低糖優格等等。

以下是一些低糖、低脂肪的手搖杯飲品選擇：

手搖杯飲品	糖分含量（每杯）	脂肪含量（每杯）
無糖綠茶	0 克	0 克
無糖紅茶	0 克	0 克
無糖奶茶	5 克	0 克
無糖豆漿	3 克	2 克
無糖咖啡	0 克	0 克
無糖水果茶	5 克	0 克
低糖烏龍奶茶	20 克	1 克
低糖黑糖珍珠鮮奶	25 克	4 克
低糖草莓優格咖啡	10 克	2 克
低糖芒果綠茶	20 克	0 克

我在這分表格中沒有指定每杯的容量，手搖杯飲品的容量一般為400毫升至700毫升不等，如果一杯手搖杯飲品的糖分含量為5克，那麼這樣的糖分含量已經算是比較低的了。

避免空腹喝手搖飲料

減脂時喝手搖飲料是否可以空腹喝，取決於手搖飲料的成分和個人身體的狀況。一般來說，喝手搖飲料空腹可能會導致糖分和咖啡因等成分迅速進入體內，刺激腸胃蠕動，對胃部產生負擔，容易引起腹部不適、消化不良、胃酸倒流等問題。

此外，如果喝的手搖飲料中含有大量糖分和卡路里，會使身體攝入過多的熱量，難以達到減脂的目的。因此，如果你想喝手搖飲料，建議在吃早餐或午餐後的時間飲用，並且要選擇低糖、低卡路里的飲品，以避免過多的熱量攝入。

運動前 2 小時不要攝取高糖飲食

喝手搖飲料含糖量高，會導致血糖迅速升高，刺激胰島素的分泌，將糖分轉化為脂肪儲存，這不利於消耗體內脂肪。如果你只是想通過運動來達到減肥的效果，建議在運動前2小時不要攝取高糖飲食，以免造成身體負擔和運動效果的降低。如果需要補充能量，可以選擇低糖、低脂肪、高蛋白的食物或飲品，例如水果、低脂乳製品或蛋白質飲料等。

減肥時如何選擇油炸食物？

能不吃就不吃，忍不住就吃麥當勞和肯德基吧！

在減肥期間，油炸食物應該盡量避免或限制攝取，因為油炸食物往往含有高熱量、高脂肪和高鈉等成分，容易增加身體的熱量攝入，對減肥產生不利影響。如果你無法完全避免油炸食物的攝取，可以遵循以下幾點原則：

1. **選擇低脂肪的食物**：選擇含脂肪較少的食材，如蔬菜、水果、魚肉等，可以減少身體吸收的脂肪量。

2. **選擇較健康的油**：油炸食物的油質對於健康有較大的影響，建議選擇植物油、橄欖油等較健康的油品，減少飽和脂肪酸的攝入。

3. **選擇低鈉的食物**：油炸食物中往往含有高鈉成分，對身體健康不利，建議選擇低鈉食品，例如鮮蔬果、豆類等。

4. **自製油炸食物**：自製油炸食物可以控制油的量和品質，減少油炸食品對身體的負擔。

5. **食量控制**：在食用油炸食品時，要注意食量控制，盡量避免過度攝取熱量和脂肪。

總之，在減肥期間，油炸食物應盡量避免或限制攝取，如果無法避免，可以根據上述原則選擇低脂肪、低鈉的食品，並注意食量控制，以減少對身體的不利影響。

速食店的油質比較健康嗎？

速食店的食品往往含有高熱量、高脂肪、高鈉等成分，通常不被視為健康的選擇。此外，某些速食店的食品往往加工過程中含有高溫加熱，這樣可能會導致脂肪氧化、產生致癌物質等。

當然，有些速食店也會推出一些較健康的選擇，例如水煮菜、水煮雞胸肉等低熱量、低脂肪的食品。但是，炸雞、薯條、漢堡等高熱量、高脂肪的食品仍然是速食店的主打產品。

不過如果你實在控制不了想吃速食，麥當勞和肯德基是我認可的選項，因為他們的油品選擇以及油炸過程有很嚴格的SOP，而且換油頻繁，比較不容易對健康造成負面影響。

Chapter 2-9

只吃水煮食物
會更有助於減肥嗎？

水煮食物可以減少食物中的脂肪和熱量，但這並不意味著它們就是最健康或最有效的減肥食物。任何食物都有熱量，吃多了都會胖。

只吃水煮食物不一定會更有助於減肥，關鍵是要選擇低熱量、高營養的食物，這些食物可以爲身體提供所需的營養，同時又可以控制熱量攝取。以下是一些適合減肥的健康食品：

1. **蔬菜和水果**：蔬菜和水果富含營養素和纖維素，但熱量卻很低。多食用蔬菜和水果可以幫助你減少其他高熱量食物的攝入，同時保持飽腹感。

2. **瘦肉和蛋白質**：瘦肉和蛋白質可以幫助維持肌肉質量，並有助於控制食慾。選擇瘦肉、家禽、魚、豆類等高蛋白質食品，而非高脂肪肉類。

3. **全穀類食品**：雖然全穀類食品可以提供複合碳水化合物、維生素和礦物質等營養素，並幫助你感到飽腹。但減脂期間我只推薦白米飯，腸胃的壓力越小越有助於減肥。

4. **堅果和種子**：堅果和種子富含健康的脂肪、蛋白質和營養素，而且具有抗氧化和抗炎症作用。但堅果和種子熱量較高，建議每天食用量適量。

5. 低脂乳製品：低脂乳製品富含蛋白質和鈣質，可以幫助維持肌肉質量和骨骼健康。建議選擇低脂奶、乳酪和乳酸菌飲品等。

飲食中適量攝取健康的脂肪和碳水化合物也是必要的，因為它們是身體所需的能量來源。如果只吃水煮食物，可能會造成營養不均衡和營養缺乏的問題。而這些問題將對健康產生負面影響，並可能導致疾病。

此外，只吃水煮食物還可能讓人感到無聊和繁瑣。如果你只吃一些單調的水煮食物，很可能會感到沮喪和難以堅持。在長期減肥的過程中，保持一種平衡、健康的飲食習慣，是非常重要的。

任何食物都可以成爲減肥飲食中的一部分

減肥的關鍵在於總熱量的控制和營養均衡，這意味著，不同的食物都可以成爲減肥飲食中的一部分，但要注意食用量和烹調方式，例如，一些高熱量的食物，例如肥肉、糖果和甜點等，可能需要限制攝入量或完全避免食用；而一些低熱量、高纖維、高蛋

白的食物，例如蔬菜、水果、全穀類、豆類、魚類和家禽等，則是減肥飲食中的重要組成部分。

對於需要烹調的食物，不一定必須只吃水煮食物，較健康的烹調方法包括蒸、烤、炒或燉煮等方式。如果你想控制熱量攝入，建議使用低熱量的烹飪方法，例如使用不黏鍋或非粘性油。

沒有哪些食物必須水煮才能有助於減肥。選擇低熱量、高營養的食物，注意食用量和烹調方式，才能更有效地控制體重。

Chapter 2-10

如何兼顧喝酒與減肥？

酒精本身非常不容易被轉化爲脂肪，但它可以影響人體的代謝和能量平衡，可能會導致體重增加和脂肪積累。

喝酒和減肥似乎是兩件相互矛盾的事情，因為酒精本身就是高熱量的，而且還可能增加食欲和抑制脂肪的代謝。但是，對於愛好酒精的人來說，完全戒酒可能不是可行的選擇。

當人體攝入酒精時，肝臟會優先代謝酒精，而停止代謝其他營養素，如碳水化合物、蛋白質和脂肪。這意味著在攝入酒精的同時，人體無法正確代謝和利用其他營養素，從而導致能量消耗降低。此外，每克酒精約含有7卡路里，相當於脂肪的2倍，因此，攝入過多的酒精會導致能量攝入增加，進而增加體重和脂肪積累。（因為酒精麻痺了你的味蕾也麻痺了你的飽腹感，你的肥胖來源不是酒精，是桌上滿滿的食物！）

此外，酒精還會影響荷爾蒙的分泌，特別是對於女性來說，酒精攝入量過高可能會導致荷爾蒙失調，進而影響脂肪代謝和積累。因此，為了維持健康的體重和脂肪水平，建議適量飲酒，最好每天限制在1杯以下。

如何在喝酒和減肥之間取得平衡呢？以下是一些有用的提示：

1. 控制酒精攝入量

適度飲酒是關鍵。酒精本身是高熱量的,每克含有7千卡的熱量,大量飲酒會導致高熱量攝入,增加體重。因此,建議在飲酒時注意攝取的酒精量。通常,男性每天攝取酒精量應控制在2-3杯,女性控制在1杯以下。

2. 選擇低糖和低熱量飲品

當然,不同的酒精飲品對身體的影響也不同。例如,啤酒和甜酒的熱量和糖分含量通常都比較高,而葡萄酒和清酒的熱量和糖分含量較低。因此,在選擇飲品時,建議選擇低糖和低熱量的酒精飲品。

3. 避免酒精和高脂肪食物同時攝取

酒精會抑制脂肪的代謝,同時過多攝取高脂肪食物會導致熱量攝入過多,增加體重。因此,在飲酒時應避免同時攝取高脂肪食物。

4. 酒後飲食要輕盈健康

當你喝酒後,通常會感到饑餓。此時,不要選擇高熱量、高脂肪的食物,而要選擇輕盈健康的食品,如水果、蔬菜、全穀類、瘦肉等。此外,喝酒後可以喝一些清淡的湯水或者熱水,有助於減輕身體的負擔。

5. 保持運動

除了控制飲食,適當的運動也是減肥的關鍵。運動可以增加代謝率,幫助燃燒卡路里,提高身體的健康水平。此外,運動也可以減少焦慮和壓力,有助於改善睡眠質量,進而提高減肥效果。

然而,在喝酒的情況下,運動也需要特別注意。酒精會影響人體的平衡和協調能力,增加運動受傷的風險。此外,酒精也會影響肌肉的恢復能力和生長,影響運動的效果。

因此,在喝酒的情況下,建議避免高強度的運動,選擇較為輕鬆的有氧運動,如散步、慢跑、游泳等。同時,適當控制運動的時間和強度,不要超過自己的身體負荷能力。

6. 不要空腹喝酒

空腹喝酒會加速酒精的吸收速度，增加酒精對身體的傷害，同時也會增加飲酒過量的風險。因此，在喝酒前應該先進行飯後消化，避免空腹喝酒。

7. 配合低熱量的食物食用

如果你計畫在晚餐時喝酒，建議選擇低熱量的食物來搭配。比如，可以選擇蔬菜沙拉、魚肉或豆腐等低熱量的食物。同時，不要忘記控制整體的食物攝入量，以避免攝入過多熱量。

總之，在減肥的過程中，喝酒並不是一個好的選擇。如果你真的需要喝酒，請控制酒量和選擇低熱量的酒類和食物。同時，請記住，減肥需要堅持，不能因為喝酒而放鬆對減肥的努力。

PART III

消耗篇

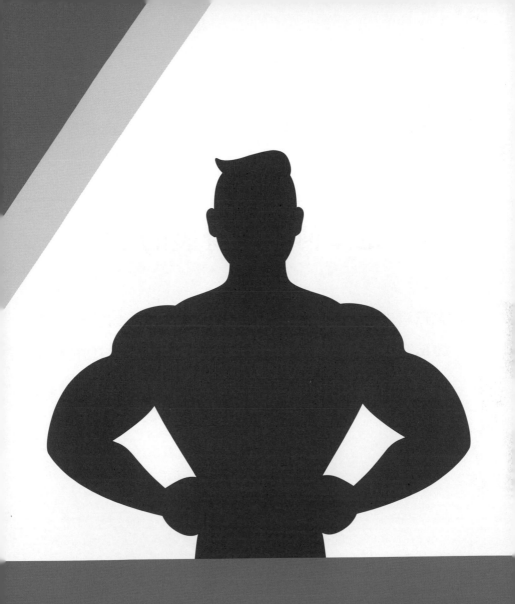

消耗什麼？當然是脂肪啊！
問題是，你知道如何把脂肪趕出身體嗎？

脂肪是如何離開身體的？

眞正減去脂肪的方法是通過呼吸系統排出二氧化碳，這種方法可以讓你減去 80% 以上的脂肪。所以，如何由肺部及呼吸系統排出更多的脂肪是非常重要的。

對抗脂肪的方法有很多，但是多數人對於脂肪是如何離開身體的並不了解。許多人以為只要大量運動流汗，或是減少攝取熱量就能加速燃燒脂肪，但事實上，這些方法只能讓你減少不到10％的脂肪，高強度運動的確可以增加日常消耗或增加熱量缺口，但大部分消耗的是身體內部的儲存糖分，對減少脂肪的效果有限。

真正減去脂肪的方法是通過呼吸系統排出二氧化碳，這種方法可以讓你減去80％以上的脂肪。所以，如何由肺部及呼吸系統排出更多的脂肪是非常重要的。

脂肪進入身體的途徑

脂肪是一種生物分子，主要由甘油和脂肪酸組成。脂肪在人體中有多種功能，例如儲存能量、保護器官、調節體溫和合成激素等。人體有兩種不同類型的脂肪組織，分別是白色脂肪組織和棕色脂肪組織。

白色脂肪組織是最常見的脂肪組織，它主要負責儲存多餘的熱量，並在需要時釋放脂肪酸供身體使用。白色脂肪組織也可以隔

離身體和保護重要器官。白色脂肪細胞充滿一個大的脂肪滴，周圍有水、鹽和蛋白質。

棕色脂肪組織是一種特殊的脂肪組織，它主要負責產生熱量來維持體溫。棕色脂肪組織來源於肌肉組織，含有多個小的脂肪滴和大量的線粒體。線粒體是細胞的能量工廠，可以將脂肪轉化爲化學能量和熱能。

當我們攝入的卡路里超過我們身體所需的量時，多餘的卡路里就會被轉化爲脂肪儲存在我們的白色脂肪細胞中。這些儲存的脂肪就是我們想要減掉的多餘體重。

卡路里是食物中所含的能量單位，不同類型的食物含有不同數量的卡路里。一般來說，碳水化合物、蛋白質和脂肪分別提供每克4、4和9卡路里的能量。

碳水化合物是人體最主要的能量來源，它包括米飯、麵包、麵條、水果、蔬菜等食物。碳水化合物在消化後會被分解成單糖（如葡萄糖），然後被吸收到血液中。血液中的葡萄糖會被運送到各個細胞，提供能量或儲存起來。

脂肪離開身體的途徑

脂肪被排出體外有兩種主要途徑：代謝和排泄。

代謝是指脂肪在身體內被分解並轉化爲能量的過程。當我們需要能量時，身體會將脂肪酸和甘油釋放到血液中，然後進入肌肉細胞和其他細胞中進行代謝。在代謝過程中，脂肪被分解成二氧化碳和水，並釋放出能量。二氧化碳通過呼吸排出體外，而水則通過尿液、汗液和呼吸排出。

排泄是指未被代謝的脂肪和其他廢物通過肝臟和腎臟排出體外的過程。肝臟是體內代謝廢物的主要處理器官，它將脂肪酸和其他廢物轉化爲膽汁，並將其存儲在膽囊中。當我們吃東西時，膽囊會將膽汁釋放到小腸中，幫助消化食物和吸收營養物質。未被消化的脂肪和其他廢物隨後通過腸道排出體外。

總的來說，脂肪的代謝和排泄是身體自然的生理過程。通過保持健康的飲食和適當的運動，我們可以幫助身體更有效地代謝脂肪和排出廢物，從而保持健康的體重和身體狀態。

如何提高脂肪燃燒效率

如果我們想要減少身體的脂肪儲存,就要讓身體消耗更多的能量,並減少攝入過多的卡路里。這樣才能形成負的能量平衡,讓身體不得不動用儲存的脂肪來補充能量。除了控制飲食之外,運動也是提高脂肪燃燒效率的重要方法。以下是一些可以幫助你增加運動強度、持續時間和頻率,從而加速脂肪燃燒的建議。

1. 選擇合適的運動模式

運動可以分為有氧運動和無氧運動,兩者對於脂肪燃燒的影響不同。有氧運動是指可以持續進行、心跳數在最大心跳數60%～80%之間的運動,例如跑步、走路、游泳、騎自行車等。這些運動主要會消耗身體的熱量和脂肪,對於減少體重和體脂有益。

無氧運動是指那些需要爆發力、心跳數在最大心跳數的80%～90%之間的運動,例如重量訓練、高強度間歇訓練(HIIT)、跳躍等。這些運動主要會消耗身體的糖分和增加肌肉量,對於提高新陳代謝和塑造體型有益。

根據你的目標和健康狀況，你可以選擇一種或多種適合你的運動模式，並嘗試在一周內保持至少三次以上的運動頻率。一般來說，有氧運動需要持續30分鐘以上才能開始有效地燃燒脂肪，而無氧運動則可以在短時間內產生後燃效應（EPOC），即在運動後持續消耗更多的氧氣和卡路里。

2. 調整運動強度和時間

除了選擇合適的運動模式之外，你還可以通過調整運動強度和時間來提高脂肪燃燒效率。一般來說，運動強度越高，消耗的卡路里越多，但也越難持續。因此，你需要根據自己的身體反應和心跳數來判斷你是否需要加快或減慢速度，或者增加或減少阻力。

另外，你也可以通過改變運動的強度和時間來增加運動的變化和挑戰。例如，你可以嘗試以下的方法：

◉ 高強度間歇訓練（HIIT）

這是一種在短時間內交替進行高強度和低強度運動的方式，例如在跑步時，每隔一分鐘就加速跑30秒，然後恢復正常速度，重複

這樣的循環10次。這種訓練可以提高心肺功能，增加肌肉力量，並在運動後產生持續的卡路里消耗。

◉ 運動金字塔（Pyramid Training）

這是一種在每個循環中逐漸增加或減少運動的強度或時間的方式，例如在騎自行車時，第一個循環騎5分鐘，第二個循環騎10分鐘，第三個循環騎15分鐘，然後再反向減少時間，直到回到5分鐘。這種訓練可以增加運動的趣味性，並提高身體的適應能力。

◉ 超級組合（Superset Training）

這是一種在不休息的情況下連續進行兩種或以上不同肌肉群的無氧運動的方式，例如在做完一組胸部推舉後，立即做一組背部划船，然後再休息一會兒。這種訓練可以節省時間，增加肌肉耐力，並提高心率和卡路里消耗。

燃脂無捷徑 需要耐心

燃燒脂肪是一個較爲持久、有效的瘦身方法，通常需要長期、穩定地進行運動和飲食調節，而且不會對身體造成負擔和傷害。但

需要注意的是，燃燒脂肪並不是一個快速的過程，需要持之以恆的努力和耐心。

以下是十種最能夠燃燒脂肪的方法，燃燒的熱量以及適用的年紀：

方法	燃燒的熱量	適用的年紀
慢跑	600-1000 卡路里 / 小時	15-60 歲
游泳	500-800 卡路里 / 小時	5-70 歲
騎自行車	500-1000 卡路里 / 小時	10-60 歲
快走	350-500 卡路里 / 小時	15-70 歲
健身操	400-600 卡路里 / 小時	15-70 歲
跳舞	400-600 卡路里 / 小時	15-60 歲
溯溪	400-600 卡路里 / 小時	15-60 歲
登山	500-700 卡路里 / 小時	15-60 歲
踏步機	500-800 卡路里 / 小時	15-60 歲
瑜伽	200-400 卡路里 / 小時	10-70 歲

以上的燃燒熱量是根據人體燃燒能量的一般情況估算的，實際的燃燒熱量會因個人體質、運動強度和時間長短等因素而有所不同。在進行運動前，最好先咨詢醫生或專業的運動教練的建議，以確保安全和有效性。

低強度有氧
精準燃脂

低強度有氧運動不需要過度的努力,只需讓心率保持在
120-130 次/分鐘的範圍內,就可以達到減少內臟脂肪的
效果。

很多人在減重時都會疑惑，是先運動還是先減重呢？其實，這兩者是可以同時進行的。對於想要擁有好的線條，不需要等到體重降下來再做運動，因為線條的出現與肌肉量的多寡並沒有絕對的關係。事實上，只要脂肪消失，身體本身就有線條了。因此，想要改變自己的體態，應該注重減脂，同時進行適量的運動。

減肥和減脂是不同的概念，減肥只是減少體重，而減脂是減少體內脂肪，保留肌肉和水分，有益於身體健康和體態塑造。在選擇減肥或減脂的方式時，需要先明確自己的目標和期望，並考慮個人身體狀況和限制，選擇合適的方法，最終達到健康和理想的效果。

在減脂過程中要思考是否朝著想要的方向前進。增加身體的肌肉並進行運動是必要的，可以增加身上的線條和獲得漂亮的體態。正確的減脂方式可以讓你避免挨餓和辛苦。

腹肌不需要訓練？

有一種常見的說法是，只要脂肪夠低，腹肌就會自然顯現，不需

要特別訓練。這說法的確有一定的道理，因爲肌肉的形狀在解剖圖上本身就已經存在，只是被一層脂肪所掩蓋。只要減脂成功，腹肌就會自然浮現。當然，如果想要更明顯的腹肌，仍然需要進行適當的腹肌訓練。

運動和訓練可以同時增加肌肉量和減少脂肪量，因此在減脂減肥的過程中不需要擔心肌肉量會減少。對於肥胖人群而言，身體中可能已經存在較高的肌肉量，透過運動減脂可以讓肌肉線條更明顯。

減少體脂和內臟脂肪

減脂減肥是許多人追求的目標，而在這個過程中，飲食是可以幫助輔助進程的方法。然而，最終必須加入低強度的有氧運動，以減少體脂和內臟脂肪，以避免出現四肢細細、肚子大大的狀況。

內臟脂肪的生成，是爲了保護內臟，但是當這些脂肪累積久了沒有被代謝、被清除，就會愈來愈厚、愈來愈凝固，形成所謂的大肚腩。

工作壓力大、熬夜成習慣的人通常容易積累內臟脂肪。針對內臟脂肪問題，需要尋找有效的減少方法。推薦的方法是低強度有氧運動，因爲這是目前在台灣較少人執行的運動方式，大部分人都認爲運動就是要大汗淋漓、累得像狗一樣才有效果。然而，低強度有氧運動不需要過度的努力，只需讓心率保持在120-130次/分鐘的範圍內，就可以達到減少內臟脂肪的效果。這種運動的感覺就像是趕著去上班時，在捷運站跑步但又不至於喘不過氣。這種低強度運動可以持續30分鐘至1小時，而且可以隨時停下來，不會讓人感到過度疲勞。

低強度有氧運動的好處在於，相對於高強度運動而言，它主要消耗的是肝臟儲存的肝糖或肌肉儲存的肌糖原，而不是分解肌肉轉換成葡萄糖。此外，當身體需要快速能量時，會優先分解肌肉，而不是脂肪。因此，高強度運動的確可以增加日常消耗或增加熱量缺口，但大部分消耗的是身體內部的儲存糖分，對減少內臟脂肪的效果有限。

根據一篇發表在生活方式雜誌上的文章指出，低強度有氧運動還有以下幾個好處：

1. **降低受傷風險**：低強度有氧運動對關節、肌腱和骨骼的負荷比高強度有氧運動小得多，因此可以減少因過度使用而造成的傷害。

2. **這是一種輕鬆愉快的運動**：低強度有氧運動不會讓人感到氣喘吁吁、心跳加速、肌肉酸痛，而是可以讓人保持一定的舒適度和愉悅感。這樣可以增加運動的持續性和積極性，避免放棄或厭倦。

3. **提高心肺功能**：低強度有氧運動可以增加心臟的輸出量和血液的攜氧能力，同時也可以提高肺部的通氣量和換氣效率，從而改善心肺功能和耐力。

4. **促進新陳代謝**：低強度有氧運動可以刺激身體的新陳代謝，增加基礎代謝率和熱量消耗，同時也可以調節血糖、血壓、血脂等生理指標，預防或改善代謝症候群。

如何進行低強度有氧運動？

低強度有氧運動的方式有很多種，例如走路、慢跑、騎自行車、

游泳、跳舞等。這些運動都可以根據個人的喜好和條件來選擇，重點是要控制好心率和時間。

一般來說，低強度有氧運動的心率範圍是在最大心率的60%到80%之間，也就是120-130次/分鐘左右。最大心率可以用220減去年齡來估算，例如30歲的人，最大心率大約是190次/分鐘。如果沒有心率計或其他測量工具，也可以用自己的感覺來判斷，只要能夠保持正常呼吸和說話，不會感到喘不過氣或心跳過快，就算是低強度有氧運動。

低強度有氧運動的時間則要視個人的體能和目標而定，一般建議每次至少30分鐘，每周至少3次。如果想要更好的效果，可以延長時間或增加次數，但不要超過每天1小時或每周6次。另外，也要注意休息和恢復，不要讓身體處於長期的疲勞狀態。

低強度有氧運動雖然看起來簡單容易，但其實對於減少體脂和內臟脂肪有很大的幫助。如果你想要改善自己的身材和健康，不妨試試這種精準燃脂的方法吧！

每天 30 分鐘
掏空身上脂肪

空腹有氧是一種有效的減脂方法，但是很多人對它有誤解
或不知道如何正確地進行。在本章節中，我將為你介紹空
腹有氧的原理、好處、注意事項和實際操作方法，希望能
幫助你達到理想的體態。

空腹有氧就是指在一個晚上沒有吃東西（6小時以上）的情況下去做中低強度的有氧運動，比如走路、跑步、騎車等。在科學文獻當中，「空腹」運動是指在清晨時進行。

空腹有氧的原理是什麼？

空腹有氧的原理是利用胰島素和兒茶酚胺兩種激素的作用。胰島素是一種能夠促進糖分和脂肪分入細胞的激素，而兒茶酚胺則是一種能夠刺激脂肪分解和釋放的激素。在清晨時，由於長時間沒有進食，胰島素水準會比較低，而兒茶酚胺水準會比較高。這樣就創造了一個有利於脂肪被分解和利用的環境。如果此時進行中低強度的有氧運動，身體就會優先利用脂肪作為能量來源，而不是碳水化合物或者肌肉。

空腹有氧有什麼好處？

空腹有氧最大的好處就是能夠更有效地挖掘身體中的頑固脂肪，特別是女性的臀部上和大腿中間的肥肉，以及男性腹部和後背的

肥肉。這些部位的脂肪是最難被調用到的，也是減脂中最後能被消除的頑固脂肪分子。除此以外，在進行中等強度的空腹有氧之前，服用咖啡因補充劑，還可以幫助提高體內兒茶酚胺的水準，進一步加速脂肪分解和燃燒。

空腹有氧需要注意什麼？

空腹有氧雖然有很多好處，但也不是沒有風險和缺點的。首先，空腹有氧並不適合所有人，如果你有貧血、低血糖、糖原累積症等新陳代謝類疾病，或者你的身體狀況不佳，你最好不要進行空腹有氧，以免造成身體負擔或危險。其次，空腹有氧也不適合所有的運動，如果你要進行高強度或長時間的運動，你最好還是吃過早餐後一小時再進行，因為這樣可以提供你足夠的能量和保護你的肌肉。再次，空腹有氧並不是減脂的法寶，如果你沒有控制好你的飲食和熱量平衡，你還是無法有效地減少體脂肪。最後，空腹有氧後要及時補充水分和營養，以幫助身體恢復和代謝。

空腹有氧怎麼做？

空腹有氧的具體操作方法其實很簡單，只要遵循以下幾個步驟就可以了：

1. 在清晨起床後，不要吃早餐，只喝一些水或無糖茶；
2. 選擇一種中低強度的有氧運動，比如走路、跑步、騎車等，並且確保你的心率在120-130次/分鐘之間；
3. 持續進行有氧運動18到30分鐘，不要超過60分鐘；
4. 運動結束後，盡快吃早餐，並且選擇高蛋白、低碳水的食物；
5. 在一天中保持正常的飲食和運動習慣，並且注意熱量平衡。

對於平時忙碌的上班族，我建議以下幾種方式來做空腹有氧：

◉ 如果你去健身房，建議在跑步機上走路。跑步機可以調節速度和坡度，並且顯示你的心率，將你的心率保持在120-130次/分鐘之間，這是最適合燃燒脂肪的範圍；

◉ 如果你在戶外，建議你在平坦的地方跑步或快走，戴上耳機，播放一些節奏明快的音樂。盡量跟隨音樂的節拍來控制你的步速和呼吸，同時用手錶或手機來測量心率，確保它在120-130次/分鐘之間；

◉如果你住在有電梯的大樓裡,爬樓梯是最簡易的選擇。先從一樓緩慢爬到五樓、七樓或者更高層,然後坐電梯下一樓,因為下樓會傷膝蓋。爬樓梯一定比走路來的累,所以速度要更慢,就像八、九十歲的老人家上樓梯一樣的緩速,一步一步的往上走,這樣就夠了。比如說你爬7樓,從一樓爬上來5分鐘的速度;

◉如果你在家裡做空腹有氧,抬手抬腳就可以,跳繩也行,但是跳繩的速度要非常慢,因為只要速度一加快心率超過130次/分鐘。你只要想像所有會喘的運動強度都太高,因為連5分鐘都無法維持,遑論18到30分鐘。

空腹有氧的常見問題

Q:空腹有氧會不會造成肌肉減少?

A:空腹有氧如果進行得適當,並不會導致明顯的肌肉流失。只要你控制好運動的強度和時間,並且及時補充高質量的蛋白質,你就可以在減少脂肪的同時保持肌肉。如果你非常在意自己的肌肉量,你也可以在運動前服用一些支鏈氨基酸(BCAA)來減少肌肉分解。

Q：空腹有氧會不會影響免疫力？

A：空腹有氧如果長期進行或者強度過高，可能會影響免疫力，因爲這樣會增加身體的壓力和炎症反應。但是如果你選擇適合自己的運動方式和強度，並且保持良好的飲食和睡眠，空腹有氧並不會對你的免疫力造成嚴重的影響。相反，適度的有氧運動還可以幫助提高免疫力和抵抗力。

Q：空腹有氧會不會影響運動表現？

A：空腹有氧對於運動表現的影響取決於你的運動目標和能力。如果你是一個專業的運動員或者想要提高自己的運動成績，那麼空腹有氧可能會降低你的運動表現，因爲你需要更多的碳水化合物來支援你的高強度或長時間的運動。但是如果你只是一個普通的健身愛好者或者想要減脂，那麼空腹有氧並不會對你的運動表現造成太大的影響，只要你能夠堅持下來並且享受過程。

Q：空腹有氧要做多久才有效？

A：空腹有氧要做多久才有效沒有一個固定的答案，因爲這取決

於你的個人情況和目標。一般來說，空腹有氧最好控制在20-30分鐘之內，不要超過60分鐘，以免造成身體負擔或肌肉流失。至於要做多久才能看到效果，這就要看你的飲食和生活習慣是否配合，以及你的減脂速度是否合理。如果你能夠保持一個每周減少0.5~1公斤的節奏，那麼你大概需要4~8周才能看到明顯的變化。

空腹有氧是一種有效而又簡單的減脂方法，但也不是沒有風險和缺點的。如果你想嘗試空腹有氧，你需要先確定自己是否適合這種方式，並且根據自己的目標和能力去安排合理的運動計劃。同時，你也不能忽視飲食和生活習慣對於減脂的重要性，只有在熱量平衡和營養均衡的基礎上，空腹有氧才能發揮最大的效果。

水，就是我的燃脂加速器

瘦身最重要的祕訣之一，就是運用燃脂加速器。燃脂加速器，顧名思義就是能夠加速脂肪燃燒、加快減重的物質，在我的課程中，你每天必須攝取的水量，就扮演著燃脂加速器的角色。簡單來說，你的體重乘以 50，所得到的毫升數，就是你每天必須的飲水量。

我經常被學員問：「老師，我爲什麼要喝這麼多的水？」

當細胞缺水時，身體機能無法正常運作，想像一下：一位科學家在透過顯微鏡觀察細胞的時候，他會先在玻片上滴一滴水，這是爲了活化細胞，讓細胞可以活動；你的身體也是一樣，在你缺水的狀況下，代謝自然下降，如果你吃進身體的鹽、鈉、鉀含量過高，你就容易水腫，這種時候，你還減得了肥嗎？因此，喝進足夠的水是非常重要的，特別是在減脂過程中。

舉例，如果你的減脂計畫爲3周，在此期間內攝取足夠的水量可以加速減脂效果。在我的線上課程中，有些同學不太喜歡運動，也不想控制飲食，但只因他們喝了足夠的水，其代謝速度比一般人更高，因此體重下降得更快；另一方面，有些同學很喜歡運動，花很長的時間在健身房，也很謹愼地控制飲食，但減脂速度卻比那些喝足夠水的人要慢。這表明缺水會降低代謝速度，拖慢減脂的效果。

因此，如果你能喝進足夠的水量，你很可能就是那位幸運的減脂同學，只需透過喝水就能瘦下來，也就是說你不需要特別控制飲

食，也不必考慮有沒有時間或意願做運動，你只要攝取足夠的水量，你的體脂、腰圍和體重就會逐漸下降。

但如果你有特定目標，例如要在下個月參加婚禮，必須在一定期限內回復良好的體態，我也有更快速的方法可以幫助你達成。不過，在執行這些方法之前，你必須先與我討論，因為它們難度很高，體重反彈的風險也很大。例如，我建議使用5天零碳、零鈉的「碳循環減肥法」，可以極速減脂，但必須詳細地向我報告每個步驟，包括喝水量和飲食等。在執行過程中，有些同學9天減了5公斤，有些同學只減了兩公斤，代表即便使用同一種方法、跟著同一位教練，減脂效果還是會因每個人身體狀況的不同而有所差異。

我有位學員的飲食方法是這樣的：他每天只吃小黃瓜與雞胸肉，不論是水煮或氣炸鍋料理，都沒有任何的調味，看到這裡，你們可能已經覺得很困難了，但是他每天還喝5000毫升的水。

他用這樣的方法執行了五天減了5公斤！這麼做確實有效，但風險是這種飲食方式和你原本的飲食習慣不同，一旦你突然停止每天喝水5000毫升、只吃不調味的小黃瓜和雞胸肉，你的體重又有

很大的可能反彈回原先的數字。

如何最大程度的保留減下來的成績，也是技術之一，漸進式的恢復飲食，才能避免體重反彈過快，適時恢復碳水化合物攝取，拉回身體代謝，避免因「短期」極端飲食讓身體進入節能模式造成自然代謝能力下降。

保持減脂成績 拒絕暴飲暴食

接下來的問題是：我們應該如何保住減脂減肥的成績？我的經驗是，你恢復正常飲食的第一餐非常重要！你不能一下就暴飲暴食，你不能一下就放鬆，你必須慢慢地觀察體重上升的速度，然後根據體重上升的速度決定你吃的東西必須增量還是減少。

對於那些希望以健康的方式減脂的人來說，透過增加水的攝取量，以及保持適當的飲食和運動習慣，是一種安全且有效的方式。需要強調的是，無論你選擇什麼樣的減脂方式，都要保持良好的心理狀態，不要過度強求自己，以免對身體和心理造成負面的影響。

燃脂加速器

燃脂加速器是指某一類食品、藥物或化學物質，它們被聲稱可以加速身體燃燒脂肪，促進體重減輕。這些燃脂加速器可能包括各種成分，例如咖啡因、綠茶提取物、辣椒素、黃原膠、肉桂等等。

燃脂加速器被認為可以通過多種途徑來促進體重減輕。例如，它們可能會增加身體代謝率，促進脂肪的分解和氧化，降低食欲和饑餓感等。

提醒你切記！
這些都只是輔助身體代謝，並不會直接消滅脂肪。

然而，需要注意的是，燃脂加速器並不是減重的萬能藥，很多燃脂加速器的功效尚未被科學證實，部分燃脂加速器甚至可能對身體產生負面影響。在使用燃脂加速器前，應先瞭解其成分、劑量和可能的副作用，最好在醫生或營養師的指導下使用。

運動量大
不一定能減脂

有研究證實高強度的間歇性運動對於消耗熱量非常的明顯，但是這些運動只是消耗了熱量，用到的脂肪還是非常的少。

有 研究證實高強度的間歇性運動對於消耗熱量非常的明顯，但是並沒有提到脂肪兩個字，脂肪離開身體的模式是通過肺呼出身體的，如果你不知道脂肪怎麼離開身體，你做什麼事情都沒有用。

這兩個是完全不同的路，你想著要阻止脂肪的生成，你勢必就是減少飲食，但是如果你想的是如何掏空身上的脂肪，那個應該就是偏向於運動，這兩個是可以互相搭配，運動的重點就是空腹有氧，然後強推空腹有氧多喝水，多喝水增加代謝。

亂槍打鳥 只流汗不減脂

很多運動量大的人，其實是以亂槍打鳥的形態在減肥的，因爲他的運動時間非常的長，可能是跑馬拉松、半馬這些三、四個小時以上；或者是爬山，一爬就是一整天。

這些運動的日常消耗非常的大，所以在減肥的過程是因爲在熱量上創造了非常大的缺口，但是這些運動只是消耗了熱量，甚至因爲需要的能量非常大，所以肌肉轉換成葡萄糖變成能量的比例非

常高，但是用到的脂肪還是非常的少，即便大量的運動，體態看起來不差，但是始終不會出現線條。

這就是為何那麼多人運動減肥卻沒有明顯效果？因為所有人都是想盡辦法讓自己能多累就多累、能流多少汗就流多少汗。試想，如果今天流汗真的有助於減肥減脂，我泡三溫暖就好，何必運動？所以很多叔叔阿姨在健身房，跟著教練跳著激烈的韻律操，得到的只有流汗的爽快，卻跳不出想要的線條。

減脂就是針對脂肪，我們要做的運動是剛好打在脂肪上，但是在減少脂肪的過程中，肌肉是一定會下降的，因為你身體的負重降低，人的肌肉自然會下降，這是很正常的。如果今天你真的有辦法做到只有純純的減到脂肪，而肌肉量完全不減少的話，你應該是整個體壇的大神，因為所有的科學家都還在研究，怎麼樣去做到只減少脂肪不減少肌肉。

我們身上的贅肉都是脂肪，即便體脂肪只剩下個位數，坐著的時候肚子還是會有皺褶，不可能是平坦的。

順帶提醒，體脂肪越低，免疫力就會越差，健美選手在備賽的時

候，會把體脂練到低於8%，這時很容易發燒或感冒，不然就是
身上出現紅疹或脫髮，都是很常見的症狀。

PART IV

實證案例

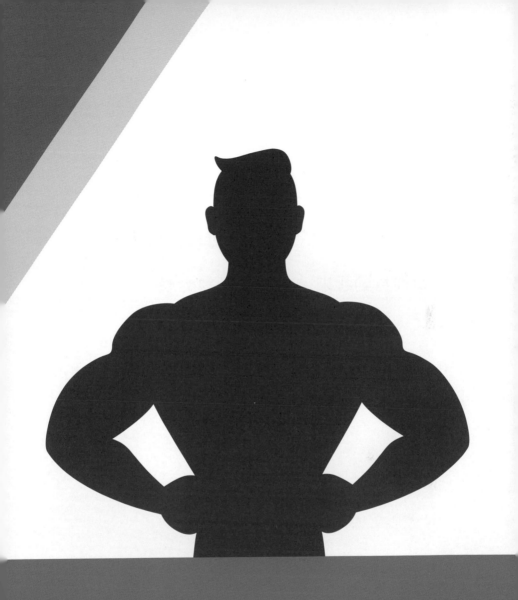

10 個不同的真實故事
10 種不同的減脂需求

他，甩脫十多年的高血壓

只要你肯動起來，一切都不會太晚

什麼樣的健身教練，能夠讓一位企業老闆掏出無限黑卡一次買了 300 堂的教練課 !?

他是一位有自主長期運動習慣的大哥，年輕的時候還在特種部隊服役，拿過無數勳章，跳傘次數也是多到數不清。

當他隨著官階越爬越高，應酬也越來越多，這時他不但覺得自己的體力越來越不行，甚至還在十多年前出現了高血壓的症狀，於是開始服用高血壓藥物，十多年來都是依靠藥物來控制血壓。

退伍後，他投身電腦科技產業，在他的努力經營下，公司的規模越來越大，員工越來越多，他終於有時間可以照顧一下自己的身體。

對我而言，只要你現在肯動起來，一切都不會太晚。

我在健身房遇見他，當時他邊看著手機邊學習影片裡的訓練動作，但畢竟不是一對一教學，難免有些技巧及需要注意的姿勢做得不到位，於是我主動上前指導，而這位大哥也非常樂意接受我的訓練建議，雖然他沒有購買課程的意願，但我們還是閒聊了一下，這才知道他之所以來健身房，是因為醫生告訴他：「你現在的身體狀況實在太差了，心血脂和血壓都偏高，光靠藥物控制沒有辦法從根本的解決健康的問題。」

他自覺年輕時體能過人，可以透過自主訓練達到降低心血脂和血壓的目的；然而，力量訓練需要的技巧非常多，同時增加肌肉和減少脂肪也有非常多的科學公式，不是簡單動一動就能達標的。

雖然他不是我的學生，但因為都曾經是為國家服務的職業軍人，兩人之間有一種學長學弟的革命情感，說起話來也不會有什麼冷場，反正他也明確表明想要自主訓練，所以我沒多想什麼，只要剛好看到他在訓練的時候，就會走過去提供調整姿勢的意見，他的動作因此越來越標準，訓練的重量跟強度也越來越大，他的體態在短短三個月就得到了明顯的變化，也許真如他所說，他在年輕的時候就已經打好了體能的基礎，理所當然地能夠快速調整體態。

有一天我放假，沒有進健身房，他卻剛好這天在運動過程中暈倒，被救護車送到了醫院。當時我以為是因為重量過重，或者是血糖不足造成的短暫暈眩，可能要休養幾天，沒想到隔天他又出現在健身房笑嘻嘻地看著我，我立刻上前詢問他的身體狀況，得到了一個啼笑皆非的答案—原來，他每次運動前都會先服用降血壓藥物，而血壓降低造成他的暈眩。

根據急診時醫生的診斷以及儀器的判定，他的血壓在正常範圍內，所以當下宣布停藥觀察一陣子，他欣喜若狂地到健身房找我，告訴我這個好消息。我當下鬆了一口氣，覺得人沒事就好，但是對一個服用十幾年高血壓藥物的人來說，血壓正常可以停藥，真的是卸下了心裡的一個大石頭。剛認識他時，他常常開玩笑說洗澡低下頭，連腳趾頭都看不到，現在他的身體越來越健康了，體能不但超過大部分的同齡層，甚至是年輕的晚輩都不如他。

在看到我輔導的成效之後，他決定要好好學習科學訓練及技巧，不再土法煉鋼自我鍛鍊，當下直接掏出一張無限黑卡買了300堂教練課，說往後就拜託我指導了！現在的他，是一位六塊腹肌帥氣大叔，去年聖誕節他送給我一張還未上市的電腦繪圖顯示卡，我這才知道他原來是一位電腦科技產業的大老闆。

他，每天山珍海味
還能減重 22 公斤

被減下的脂肪，應該覺得很莫名其妙吧！

我給他的飲食菜單很簡單，就是想吃什麼吃什麼，甜點、零食、油炸物、飲料，隨便，都可以，但是他每天只有 4 個小時的進食時間，其他 20 小時全部進入空腹狀態，只可以喝水、無糖茶和黑咖啡。

到底是什麼樣的減肥方法，可以讓一位105公斤的胖子，在五個月的時間減掉22公斤？

減掉22公斤沒有什麼了不起，重點是他每天的伙食費超過1500元！？

我太了解這位胖子的個性了。我知道他絕對不會按照我下給他的訓練課表及飲食菜單下去做，對於這樣的客戶，間歇性斷食對他來說是最簡單的事情，除了跟我規律的上課（每周一到兩次的力量訓練），我並不指望他會做任何額外的自主練習，所以，隨他去吧……但這不代表我放棄了他，因為我知道他每天的工作時長超過16個小時，畢竟是大老闆嘛！

身為他的體重管理師，我不但要了解他的工作內容、工作時長，還要了解他面對運動、訓練還有飲食上的心態，齊備了這些必要的資訊，我才有辦法對症下藥。

我的訓練方式很簡單，所有關於減脂減肥的專業知識，你們都不需要知道，我會負責根據你現有的、習慣的生活作息，舉最簡單

的案例，給你最易懂的步驟，讓你明白你需要做些什麼！

對於這位胖子，最簡單的步驟就是告訴他：「你需要做的就是閉上嘴，不要有任何意見，沒有任何的為什麼，我要你做什麼你就做什麼！」

很強勢對吧？因為他還沒搞清楚，現在的訴求叫做減肥，他還抱持著「消費者心態」，就是把減肥當作送家裡的小朋友去補習班，一方面希望補教名師能讓小孩功課好，同時又希望補教名師對你的小孩溫柔。

回歸正題！

除了約定好的上課時間以外，我給他的飲食菜單很簡單，就是吃到飽！想吃什麼吃什麼，甜點、零食、油炸物、飲料，隨便，都可以，但是我要求他執行「204間歇性斷食」--每天只有四個小時的進食時間，其他20小時全部進入空腹狀態，只可以喝水、無糖茶和黑咖啡。空腹時間包含睡眠，他有辦法睡十六個小時也行。

出乎我的意料，他對這樣子安排反而覺得輕鬆自在，畢竟他要處理的工作量實在太大了，對他來說，長時間沒有進食全心投入在工作是常態。他的工作習慣，在我們一開始諮詢的時候我就已經知道了，當然，他不可能長時間都進入這樣子的空腹狀態，偶爾也是會有破戒，但又如何？不會影響減重計畫。

這位老闆乖乖地遵照著我給他的20小時空腹計劃，他身邊的同事、下屬，每天看著他嘴裡吃著山珍海味、吃到飽餐廳和高級牛排，竟然還能一點一點地瘦下來。他執行了長時間的空腹，但是他的飲食品質，從食材的等級、油品、食物原材料，甚至是甜點都大幅提高，被減下的22公斤脂肪，應該覺得很莫名其妙吧！

他，是一位醫美醫生

拋開偶像包袱，換來想要的成果

想要人前顯貴，就得人後受罪，需要系統化的訓練計畫以及詳細的營養計算，才能達到更好的體態。

他是一位醫美醫生，是我原本的學生轉介紹來的，他同時是我的學生，我也是他的客戶，所以我們之間有個非常特別的「三角關係」。

我們一樣都對自己很好，一樣都愛漂亮，而且無論是興趣還是觀點都差不多，並不是所有的學生來找我的時候，都只是希望減少體重或者是減少體脂肪，很多人其實是要雕塑體態，甚至想透過參加健美比賽來檢視自己多年的訓練成果。

這位醫美醫生來找我的主要目的，是希望通過訓練達到更完美的線條及體態。原本就有運動習慣的他，雖然長期自主訓練，但體態並沒有太明顯改善，但醫美是一個很看重外表的行業，和健身教練一樣，必須讓自己的身體狀態足以讓客戶信服，客戶才會對你的技術具有信心。

訓練健身的人通常都希望能夠看到自己的體態成長，但當看不見進步時，很容易讓人感到灰心。這時，系統化的訓練就變得非常重要，而要實現這樣的訓練，需要了解飲食和訓練的搭配組合。例如，如果今天的課表是腿部訓練，這屬於大肌群的訓練，需要

大重量的刺激，那麼明天的訓練就可能會是小肌群的訓練。在這種情況下，我們應該如何安排訓練菜單或訓練部位呢？這需要進行精密的計算，並通過飲食來配合每一次訓練所需的能量。

舉例來說，如果今天是腿部訓練日，這通常需要大量的能量，我們需要確定需要攝取多少碳水化合物，並根據訓練者的體重進行調整。同樣地，我們需要確定在訓練前需要攝取多少碳水來維持訓練的品質，在訓練後也需要知道在何時補充蛋白質和其他營養素。

訓練和飲食是達到健身目標的關鍵因素。我開始與他討論平常的飲食習慣、訓練時間、訓練強度還有他的整個訓練菜單。在訓練時，必須注意有氧和力量訓練的比例搭配，以免導致進步停滯。同樣地，在飲食上，必須精確地計算宏觀營養素的攝入，包括每餐的碳水化合物、蛋白質和脂肪。

雖然這對一般人來說可能很複雜，但對於愛漂亮的人來說，這只是必經之路。訓練和飲食的成功，需要一個更系統化的訓練計畫和詳細的營養計算，這需要一定的時間和努力。然而，這樣的心態是值得的，想要人前顯貴，就得人後受罪，只有這樣才能達到更好的體態。

總之，想要實現有效的健身訓練，系統化的訓練和科學的飲食搭配組合都是非常重要的。只有通過精密的計算和合理的飲食搭配，才能讓每一次訓練都更加有效，進而實現健身目標的成長。

在我的訓練課程中，每次都要求他拋開偶像包袱，該齜牙裂嘴就齜牙裂嘴、該哀嚎就哀嚎，因為最後換來的是他想要的成果。我會根據他的體態和體能來調整每個動作的角度和每次訓練的重量。

時間過得很快，我已經教了他兩年了。雖然他還是很不聽話，想吃什麼就吃什麼，但他找到了更適合自己的方式，選擇更大量的運動和更精準的訓練方式，這樣他可以完全吃自己喜歡的東西而不用忌口，也不必擔心復胖。因為他知道，對於體態或體重的正確邏輯和觀念。

讓我們不斷地進化吧，因為在訓練和飲食方面，每個人都有自己的方式，而這也是我喜愛教導的地方。我不斷地學習和探索，尋找更好的方法來幫助我的學生。因為我知道，每個人都有達到自己理想體態的權利和能力，只需要找到最適合自己的方式。

他，練回了六塊肌；
她，找回了青春有緻

沒想到！我的實體教練課程竟然能夠被當成生日禮物送人，這對我來說，無非是最高的榮譽，也是學生對我的最高評價！

這 對夫妻是我非常早期的學生，小媽媽剛生產完第二胎，小爸爸爲了家庭生計努力工作賺錢，家庭和工作的雙重壓力，無情的消磨著他們年輕時郎才女貌的體態。

在我和這對夫妻的諮詢過程中，他們拿出了以前去海邊玩的照片，感嘆著小爸爸當時的身材像小鮮肉一樣，不但該有的線條都有，還有明顯可見的六塊腹肌；而小媽媽則是小腹平坦、四肢纖細，簡直是雜誌封面般的完美。

爲了恢復以往的身材，也爲了身體的健康，他們終於說服阿公阿嬤每周撥空幫忙照顧小朋友，讓他們有時間爲自己的體態做些努力。小媽媽平時在家顧小朋友，有空夫妻倆就一起上健身房，還特別請我設計了在家也能做的運動。

小爸爸更是非常認眞，早上選擇走路上班，增加日常消耗，晚上10點下班，還沒回到家就先進健身房鍛鍊。這通常是我一整天的最後一堂課，整個健身房有很大的機會只剩下我們兩個人，一邊聊著家庭，一邊訓練著。

由於家庭經濟的關係，我們課程維持的時間並不長，所以我儘量教會他們所有的器材以及需要注意的訓練角度，以便提高他們自主訓練的效率。同時，我也能順便提醒一下小媽媽，讓她也能更好地照顧自己的身體。

經過一段時間的努力，這對夫妻的身材逐漸恢復到年輕時的狀態，小爸爸的六塊腹肌重新出現，小媽媽的身材也回到了當初的狀態。除了身材的改善，他們也發現自己的身體狀況有了明顯的提升。小爸爸不再感到疲憊，而小媽媽的體力和耐力也有了顯著的增長。這讓他們更能夠應對工作和照顧孩子的壓力，同時也為他們的未來健康打下了良好的基礎。

我考慮到這對夫妻的整個家庭成員都需要適用的飲食法，因此我推薦了簡單易行的「211餐盤減肥法」，這個方法的餐盤分成三個部分，其中一半是蔬菜，四分之一是優質碳水化合物，剩下的四分之一以白肉為主。此外，為了保持健康，我建議使用橄欖油作烹調用油。

對於全職的家庭主婦來說，這種飲食法非常簡單易行。所有的食

材都可以在超市中輕易取得，而且也能夠滿足全家人的飲食需求。

在課程結束後，我也離開原有的教學單位，沒想到兩年後收到小媽媽的訊息，得知小爸爸很想繼續上我的教練課程。小媽媽說他們的生活已經很穩定，自己也有接一些家庭代工跟網路電商，小爸爸生日快到了，所以想送他訓練課程當做是生日禮物。聽到這裡，我真的感動的快哭了。

我的教練課程，對我來說不僅是一分工作，更是一份熱情與責任。看到學生們進步、學以致用，是我最大的滿足感。現在我收到這樣的回饋，讓我更有動力繼續教學下去。

在此，我想由衷地感謝小媽媽和小爸爸，作為他們的健身教練，我感到非常欣慰和自豪。看到他們的改變，我深深體會到健身對人們的身心健康有多麼的重要。我相信只要每個人都能夠像這對夫妻一樣，堅持健身和運動，就能夠擁有健康、美麗的身體，同時也為自己的未來保駕護航。

她，和腰間肉拜拜

扛過 16 周的哀嚎，我變成她的小粉絲

現在的她，不但是一名高收入的健身教練，還是拿過無數冠軍的比基尼選手！

她是我從業10年來遇過的學生裡執行力最強、最有天賦的，還記得我們第一次約在健身房見面，她直接把衣服掀開露出水水油油的腰間肉，然後問我：「我要讓這些肉消失需要多久的時間？我可以完全配合你要我做的菜單或者是訓練，但告訴我要多久的時間才可以達到目標！」

當時的我被這氣勢嚇懵了！一時之間不知道該如何回答，讓她覺得眼前的這位教練很不專業…這也不能怪我，哪有人一上來就掀肚皮的！

我調整好思緒後慢慢回答道：「16周！妳只需要給我16周！我給妳的時間精細到以周爲單位計算，也就是說妳每周都可以看到變化。」

我指著健身房裡運動的人，對她分析說，我給她的東西叫做訓練，館內的人，雖然看起來在運動，但只是一種假象。在我眼裡：
◉ 90%的人到健身房做的事情叫復健；
◉ 8%的人是來拍照、滑手機吹冷氣、甚至只是來洗澡、幫水壺裝水；

◎1%的人做運動，消耗熱量、鍛鍊心肺、參加團體課程、跳舞，目的是滿足自身成就感；

◎只有1%的人是真正的投入在訓練當中，他們的體態通常非常好，一般人這輩子也達不到的體態，但是在這500坪的健身房裡，大概也就只有兩三個這樣的人。

說到這邊，對方笑了，我也鬆了一口氣，至少她不再是那一副兇狠的嘴臉。我開始介紹我的課程內容，向她強調不是只要動就會瘦，更不是少吃多動一定瘦，必須要動得對、方向要正確、姿勢要標準以及注意別受傷，最重要的是，她必須明白訓練和運動是兩回事，如果她做好心理準備，明天就可以開始訓練的課程。

還記得第一天訓練，整個健身房都是她的哀嚎（笑），其他的會員還有教練們都覺得我在惡狠狠地操她。其實這是一種叫做「漸進式超負荷」的科學訓練，在安全且身體可以負荷的狀態下，盡可能地觸及體能的極限。只是一般人對自己太好，做做運動、流流汗，就自我滿足，但是從訓練的角度來說，這些運動都是無效的事情，唯一的收穫就是自我感覺良好。

回到這位要和腰間肉說拜拜的女孩。在這16周的哀嚎中，她的體態也一點一點以肉眼可見的速度在變化，這不單單只是靠著訓練，還包括飲食的搭配、分解型訓練的堅持、合成型訓練的技巧，我並沒有禁止她任何的飲食，我只有我告訴她：「妳現在正在做的事情叫做減肥，該吃什麼你自己心裡有數，但辛苦的訓練過後吃一點自己喜歡吃的東西，甜點也好、手搖飲料也罷，並不會影響整個減脂減肥甚至是體態雕塑的計劃。」

這裡要嘉獎她一番！我給她的飲食計畫，從最簡單的「168間歇性斷食」到斤斤計較的「高低碳循環」，每一天攝入的碳水化合物、蛋白質、脂肪都不一樣，我每一次見到她，她不是在回家的路上，就是去健身房的路上，我怎麼說，她就怎麼做，從來不問我為什麼。

例如訓練腿部比較辛苦，當天的碳水就安排高碳日，外加甜點一份，撫慰一下被教練摧殘的心靈；隔天只是單純的空腹有氧，就安排低碳日，讓身體復原及休息，在「168間歇性斷食」的一周還會特別安排三天的低卡日，動態調整，融合生活。

這些看似辛苦的課表，一旦內化了、了解了、活用了，就會發現它不是一個傻瓜公式，而是可以換來一輩子的魔鬼身材，難道不划算嗎？辛苦一陣子，美麗一輩子！身材變了，世界就變了！

三年了！直到現在她還是死忠的跟著我訓練，現在的她，不但是一名高收入的健身教練，還是拿過無數冠軍的比基尼選手！未來更有可能打進國際賽事，成爲國家隊的職業選手。

現在換我變成她的小粉絲，每次看著她上台奪冠收官，我都在台下驕傲著：她！是！我！的！學！生！

她，抱著心魔變態減肥

風險太高，我做不到

從我專業的認知而言，即便她的體脂率低到只有 1%，她也不可能瘦到 40 公斤，人體有重量的東西太多了，全身上下不是只有脂肪有重量，骨骼和肌肉密度更高！

如果，我今天想要達到的目標超過我的身體所能負荷的範圍，那我是否能夠成功？

一位身高超過170公分的女生，想要減到40公斤的體重，可以達到嗎？

恕我直言，這根本是一個減肥減到近乎病態的心魔，因為她每次只要多吃一點點，或者偷吃了幾塊零食，內心就充滿了罪惡感，然後馬上衝到廁所催吐，不知情的旁人還誤以為她是吃進了什麼不乾淨的食物！？

某天下午，我完成自主訓練後一如往常地翻了翻學生的基本資料，赫然發現一位幾天前找諮詢我的新同學，她是一位身高170的女生，目前體重是49公斤，而她的目標是讓自己的體重減到40公斤，也就是說他還要甩脫9公斤才能達標。

從我專業的認知而言，即便她的體脂率低到只有1%，她也不可能瘦到40公斤，如果她真的把體脂肪減到了極低的狀態，我看差不多也要進加護病房了，要知道全身上下不是只有脂肪有重量，

人體有重量的東西太多了，骨骼和肌肉密度更高！

我警覺到她的目標不可行，當下立刻私訊她，想要向她解釋，設定這樣的目標不但難以達成，而且會對健康造成不可逆的傷害，輕則脫髮、皮膚乾裂、不孕、提早進入更年期，重則內臟器官衰退、甚至死亡！所以我不斷警告她女生在極低體脂下的缺點及症狀，但是她依舊堅持減到40公斤的目標。

我本來以為她只是不懂，單純地想要透過體重的數字來表現她想要的「體態」，但在我不停地解釋之後，她還是堅定地告訴我：「我就是要體重機上出現這個數字！」我只好直接告訴她：「做不到」，請她另請高明。

對於這樣已經勸她要為健康著想、體重不等於體態，但仍不聽勸的學員，我的態度是「佛渡有緣人，能救一個是一個！」重複的話我不想說，也懶得再勸。

當初在諮詢時，我有告訴她，很多女生以為看起來瘦代表身材好，所以會把體重當作好身材的指標，但是，能展現好身材的指標不

是體重，而是體態，台灣女生普遍體型較為嬌小，只要減重的方法正確，體重降到42公斤並不困難，困難的是要維持這樣的體重，必須長期忍受訓練的辛苦以及抵抗美食的誘惑，我請她思考，她能堅持多久？

當然，我也可以不管她的健康，先幫她減到40公斤，但是身為一位專業的健身教練，我不能讓客戶承擔失去健康的風險；而且就我對台灣人的認知，如果因為健身過程引發任何健康上的問題，絕對不會承認是自己的錯誤或者是自己的堅持所造成。

我舉一個實例，我曾看過健身教練帶著孕婦在跑步機上「慢慢」地散步，兩人有說有笑，教練也一再恭喜及叮囑孕婦注意身體，當課程結束後，教練還目送孕婦離開了健身房。沒想到兩天後孕婦小產，醫生在診斷書上寫了一行字：「不宜過度運動」，所以孕婦家屬怒氣衝衝地來到健身房要教練負責，該名孕婦竟也哭腔附和。

事後的賠償就不多做贅述了，自由心證吧！

她，是一位早餐店的姐姐

兩個月系統化訓練，
她穿上了合身的瑜伽褲及運動背心

手臂變細了，誰不想穿背心呢？大腿變瘦了，誰不想穿短褲呢？身材變好了，誰不想穿得更貼身呢？

第一次見到她的時候，她一個人在器材上摸索著怎麼去使用力量訓練的器材，圍著器材繞來繞去的，大概是在看說明書吧！當時的我只是一個小小的巡場教練，責任心使然，即便會讓會員覺得我只是想推銷，我還是微笑著跟她點了個頭，因為這是我的工作範圍。

俱樂部型態的健身房絕對充斥著滿滿的銷售手段，我人都還沒靠近就直接被翻了白眼。我心想：「今天就先這樣吧！至少有了第一次的『友好』（自我安慰只是挨了一記白眼）的接觸」。

我發現她天天都會在同一時間出現在健身房，而且身上都會帶著一股油煙味，就我的從業經驗，八九不離十地算到她的職業--西式早餐店！

找到了切入的點，兩人的話題因此能夠展開，我特意換上便服，希望不要讓她對我的職業有反感覺得我要推銷（雖然事實上我就是）。

「姐姐，我覺得妳好像很會做菜，因為妳身上總有一股飯菜香……」

後面就是一連串的閒話家常，但是一聊到教練課程，她臉馬上就垮下來了。

原來，她在教練課程費用上面，已經花費了十幾萬，各種聽過的運動方式，包括空中瑜伽、皮拉提斯、高強度間歇性運動、拳擊有氧⋯⋯等等，她都嘗試過，但是沒有效果，而且她的教練還在持續推銷。

「OK！交給我！妳買的所有課程由我一人授課，在妳課堂使用完畢之前，讓妳看到體態上的改變。有改善，我們再來談續約，在目標達成之前，妳就安心來上課吧！打勾勾！」

我就這麼答應了她！當時所有同事都好奇，我是如何讓她卸下心防回來上課？我們跳過無謂的器材姿勢調整，直接進入自由重量，所有的訓練強度、執行重量都是經過計算的系統化訓練，唯獨飲食上我沒有特別要求，畢竟她的訓練量大，而且每天都會到健身房至少做1小時的力量訓練外加30分鐘的有氧，有了這樣的熱量消耗，飲食維持正常即可。

這樣的日子大約過了兩個月，某一天的教練課程，她居然穿上了合身的瑜伽褲及運動背心！因為她發覺自己的身材已經改變了，理所當然穿衣服的風格也會有變化,。

這樣的例子並不是只有出現在這位同學身上，很多同學上課上久了，穿衣服的風格慢慢出現變化，即使嘴巴不說，我也知道他們是開心的！

手臂變細了，誰不想穿背心呢？
大腿變瘦了，誰不想穿短褲呢？
身材變好了，誰不想穿得更貼身呢？

更好的是：她的家人甚至是鄰居和朋友也發現了她身材的變化，所以都跑來找我上課。在大家的口耳相傳下，我的月薪第一次站上六位數。

我認為一個好的教練並不會讓學生留在身邊太久，而是要盡可能帶領學生了解各種減脂減肥及運動的方法跟邏輯，然後放手讓他們獨立自主訓練，才能獲得更大的效益及更好的評價。

她,是一位甜點試吃員

肌力訓練加調整飲食,三個月見效改善體態

肥胖最常見的原因就是熱量過於龐大,身體無法消耗,所以我開始調整她的飲食,並且持續地帶領她做肌力訓練。我也教她練習傾聽身體的聲音,如果身體不需要,就讓它休息。

她是一位甜點試吃員，這個工作聽起來讓人感到幸福，卻是很辛苦。

我還記得開始幫她上減重課程時，她常常會帶各種甜點請我品嘗，每個口味都非常獨特，雖然吃在嘴裡美滋滋的，但我心裡卻感到不安，我開始想像如果我的工作也需要食用這麼多甜點，我應該如何安排我的運動和飲食，才能控制體重、調整體態、維持身體狀況。

隨著體重的增加，她的體態也越來越浮腫，她的男友開始嫌棄她的身材，勸她離開這分工作，因為長期浸泡在糖水中會對身體造成很多炎症，也難以避免甜食帶來的肥胖。她的男友這樣擔憂並非沒有道理，但現在的工作這麼難找，怎麼可能說換就換？畢竟甜點試吃員也是一分需要專業技能的工作。當她的體重來到最高峰89公斤時，男友選擇離開了他。

我逐漸明白，教練這分工作除了具備專業技能外，也需要持續學習如何應對飲食上的挑戰和壓力，鼓勵學員堅持減重，並給予他們積極的支持，才能夠更好地幫助學員達成目標。

我開始思考，如果我是甜點試吃員，在這種工作環境下我應該怎麼去控制體重、調整體態呢？我們每次在健身房碰面，我都會聊起她的飲食習慣還有生活模式，我發現她的飲食習慣被一日三餐所束縛，即便她的工作跟吃有關，但三餐時間到了，她就會有一種「我該吃飯」的念頭，就算她肚子不餓，知道自己處於「我不餓，我並不需要進食」的狀態，但只要同事揪她一起共進午餐，她還是會跟著一起進到餐廳，點了一分看起來很精緻量很少、但是熱量卻很高的食物，比如說一碗麵、三明治或一碗湯，使得她的身體在不需要進食的狀況下，讓食物在胃裡繼續疊加，熱量消耗不完導致脂肪堆積，這就是造成她肥胖的重大原因。

肥胖最常見的原因就是熱量過於龐大，身體無法消耗，所以我開始調整她的飲食，並且持續地帶領她做肌力訓練。我也教她練習傾聽身體的聲音，如果身體不需要，就讓它休息。

在正確的運動鍛鍊輔助下，她一步一步地達到了她想要的體態。每次上課，她會提早30分鐘到場，複習我教給她的動作以及熱身，所以短短三個月的時間，就能看出她的體態已經出現非常明顯的變化。

瘦身之後的她已經離開原有工作，也有更好的條件追求她所想要
的生活，但她仍持續使用我教給她的減脂要訣。我們偶爾會有聯
繫，她問我的問題，也比以前更加專業。

她，藉鍛鍊找回體態走出婚變

美好體態不論去哪都能贏得注目禮

隨著體態越來越好，外遇老公對她說話的語氣沒有像以前那麼不耐煩，偶爾還會關心她：「最近很努力哦！身材越來越好了。」

通常來找我運動的、減肥的，甚至是假借運動上課名義來找我聊天的，出發點都是爲了自己的健康和體態著想，但學員來找我減肥的理由竟然是：「我卽將面臨一段破碎的婚姻，我必須提早做準備！」這還眞是我的第一次！

想想同住一個屋簷下，夫妻關係卻比陌生人更陌生。每次看到彼此，已經不再像以前那樣悸動，甚至還會覺得煩，年輕時如此小心翼翼呵護的愛情，究竟消失到哪裡去了？

當老婆發現老公有了小三，找我要以鍛練體態爲目標，看來她已經不打算爲了家庭和諧而妥協，她要的不只是抗爭，她要結束這一切！

我想起訓練時的場景，感覺她把所有的怒氣都發洩在訓練上，在每次組間休息的時候，她就會馬上開始跟我抱怨，控訴婆家是多麼不公平、生氣小三有多麼不要臉，但是在盛怒的謾罵聲中，還是被我發現了一絲絲地嫉妒羨慕—「小三的身材眞的是沒話講」。

這個小三不是嫩草，在醫美上花了不少錢，身上的脂肪沒有少抽，全身該做的都做了。這令她又抱怨起了基因的不公平，明明自己也花了很多錢在醫美上，爲什麼就是得不到別人那種效果？

「小三的身材真的是沒話講」，這句話讓我開始八卦起來，我也想知道小三長的是方是圓？從小三社群軟體的照片不難發現，小三的動態幾乎都是在健身房或者戶外運動後大汗淋漓的性感照片。我不否認醫美帶來的體態效果，但小三身上有明顯地訓練痕跡，絕對不是單純醫美抽脂就能雕塑出來的身材，而是醫美之外加上紮實力量訓練的加持，所以臀部肌肉飽滿、手臂沒有鬆弛感，甚至還練出了玲瓏有致的線條。我告訴她：「如果真的只是醫美的效果，那小三花的錢肯定比妳多很多……」

確實，大多數男人是視覺動物，我也承認男人好色。你以為我們對於車子有興趣，所以喜歡去逛車展，其實我們的目光與鏡頭放在Show Girl身上的時間肯定比關注車子要多！

回歸正題。

首先，我必須和她達成共識，然後針對她肌肉弱項的部分訂製訓練課表。身為一位專業的教練，我會從她「想要調整的」去做課程的設計。很多女生會先練臀部，讓屁股看起來比較翹，但從她的穿著打扮，都是比較寬鬆的褲子或優雅的長裙，當時夏天將近，我建議她從背部開始訓練，因為天熱難免會穿上輕巧合身的上

衣， 如果被人看到被內衣擠到背部的肥肉，那該有多尷尬！

我從她的穿著習慣和她溝通，建議她夏天穿舒服優雅的長裙配上細肩帶的背心，或者合身的短袖，所以上半身的線條呈現，遠比臀部來得重要，她該不會想要鍛鍊出緊俏臀部的同時，揮著掰掰袖舞動吧？

隨著課程的進行，她的體態越來越好，穿著的選擇也就越來越多樣化，連老公都注意到了她的不同，對她說話的語氣沒有像以前那麼不耐煩，偶爾還會關心她：「最近很努力哦！身材越來越好了。」而健身房又是公開場合，拿回身體自主權、回歸自由生活的她，不論是社交場合或者是各種人際關係上，都能享受美好體態帶來的優勢，不論去哪都能贏得旁人的注目禮。

「任何的成功，都沒有辦法彌補家庭失敗」，這句話深深烙印在我心裡。這位學員確實家庭失敗了，但她在鍛鍊過程中，儲備了充足的健康知識，而且選擇健身產業，做為走出家庭重新出發的起點。如今的她已經是一位獨當一面的健身教練，她的體態，是她最好的招牌！

她，從寬鬆 T 恤改穿性感背心

想胖就胖、想瘦就瘦，實現飲食自由

她現在的體態伸縮自如，這也是我所希望的，減肥應該是一種能悄悄融入生活的習慣，而不是約束，我們更不需要被體重機上的數字所束縛。

還沒有自己出來獨立開課的時候，我們的教學方式是一對三，也就是一位學生會有三位教練，這是健身房為了避免學生只有單獨跟某一位教練上課，若該教練離職，這個學生可能就不會再來上課，或者離開原有的健身房！

我就是非常自以為是的那一位，我不喜歡跟學生預約上課，因為我怕上了課之後學生就離不開我了，導致其他教練沒有業績或沒有課費可以收；這樣做的結果，就是也沒有教練喜歡跟我合作。

但事實就是如此，我和其他教練在教學經驗跟訓練技術水平的之間存在著差距，教學時的氛圍也大不相同。健身房的學員，是學生也是客戶，在面對選擇教練時，他們會想著既然都花一樣的錢，為什麼不選擇最好的？

礙於公司制度，服務同一位客戶的三位教練，通常是一位老鳥帶兩位菜鳥，教學品質及上課氛圍一定會有很大的差距，這是被服務的客戶感覺得出來的！

有一位女性客戶，在這間健身房買過非常多課堂數，她在其他教

練眼裡是一頭待宰的肥羊，為了不得罪其他同事，我始終沒有接受她的預約課程，

但這一天該來的還是來了，其他的教練都有預約，只有我能現場教學，於是展開了我們的第一次上課。

我非常官腔地關心她的訓練進度還有身體狀況，以便後續的課表編排，她面無表情，也沒有多做回應，我大概猜得出她對前面幾堂課的體驗感覺很不好，原因來自於溝通不良，或者是成效不佳，甚至是過度推銷……我們的第一堂課，就在無聲的教學過去了，然後這位客戶從此消失了，理所當然，全公司的人開始怪我。

但當我離開原東家，自己獨立門戶後，這位客戶主動來找我，這代表我的教學在她所有遇過的教練裡，是最值得信任的。

我重新規畫了她的飲食還有訓練，根據她日常穿著打扮來規畫，上肢（胸、肩、背）的訓練佔比會比下肢來得多，台灣的女生上半身的肌肉量不足是常態，依照比例來調整訓練才能最快達到成果，

我要求她前兩周使用「204間歇性斷食」，把一天的進食時間集中在4小時內、其餘20小時保持空腹。然後大量喝水，在飲水量保證充足的狀況下維持正常代謝；兩週後改成「168間歇性斷食」；然後再動態調整飲食，採用「碳循環飲食法」。

什麼是「碳循環飲食法」？以一周兩次的教練課來說：
◉訓練日為高碳日，力量訓練加上低強度有氧共90分鐘，碳水化合物的攝取量為體重的三倍，體重60公斤×3=180克碳水；
◉非訓練日為低碳日，碳水化合物的攝取量為體重的一倍，體重60公斤×1=60克碳水；
◉蛋白質及油脂正常飲食即可。

碳水化合物的主要來源就是白米飯，沒有什麼好思考的，照做就對了，星期日為放假日，可以吃一些自己喜歡吃的甜點，只要不過量、不要暴飲暴食，基本上沒有問題。

體態影響心態，從每次上課穿的寬鬆T恤加上跟弟弟借的球褲，到後來改穿訓練緊身褲跟性感運動背心，我知道她對自己的體態越來越有自信，也知道她想減就能減，不再擔心復胖，只要她願

意做，隨時可以變成她想要的樣子。

她現在的體態伸縮自如，想胖就胖、想瘦就瘦，實現了飲食自由，這也是我所希望的，減肥應該是一種能悄悄融入生活的習慣，而不是約束，我們更不需要被體重機上的數字所束縛。

客戶評價：五星級的專業教練

客戶名：許○

評　價：★★★★★

評　語：人很好，也蠻專業，會想繼續上課。

客戶名：蔡○蓓

評　價：★★★★★

評　語：Jeston 很認真指導，觀念上的知識和搭配飲食都會在運動
　　　　過程協助我了解。體驗課後就想上正式課了，推薦大家來
　　　　體驗看看。

客戶名：Camxxx

評　價：★★★★★

評　語：教練是神仙，人很有趣，CP 值很高的課。我感受到他真的
　　　　要讓我在最短的時間內達到最好的效果的心。

客戶名：Sarxxx

評　價：★★★★★

評　語：覺得教練教的很好，動作講解的很清楚明瞭，可以很有效率
　　　　的訓練，對於初學者也可以很放心的跟上教練的訓練腳步，
　　　　發現自己可以挑戰的極限，值得推薦！

客戶名：客戶名：李○玉

評　價：★★★★★

評　語：很認眞地了解需求且能針對所提出的問題給予解答。

客戶名：Luvxxx

評　價：★★★★★

評　語：回覆快速，專業度高，運動強度高，時間運動的效率高。

客戶名：林○婷

評　價：★★★★★

評　語：「教練會相信你，也會讓你相信你自己，擁有無限可能。」
　　　　有階段性的訓練目標／強度，有感的訓練內容，陪伴你一
　　　　起向上的過程，辛苦會有但更多的是滿滿成就感。
　　　　你想要的樣子教練會幫助你完成，人生很少願意打評論，
　　　　但這樣的教練，值得！想改變自己永遠不嫌晚，找 JT 教練
　　　　絕對是成功的第一步。

客戶名：Qinxxx

評　價：★★★★★

評　語： 很感謝非常優秀且自律的 Jeston 教練，會依據不同學生的
程度及需求給予最適當且有效的訓練和飲食控制，上課內
容彈性多變，與學生的互動總是輕聲細語，耐心且細心地
觀察學員的動作及表情，引導將自身力量推向極致到達力
竭之前完成每一組訓練，且會適度地激勵跟調整強度組數，
回頭才發現原來自己又更進步了一些。

教練本身很幽默風趣，上起課來氛圍輕鬆愉悅，但對訓練
的嚴謹程度卻從不妥協，是個很認真看待自己每一堂教學
的教練。

這兩個月最明顯感受是自己體態跟力量的變化，是連身邊
朋友都很驚訝的。很謝謝教練的耐心指導，讓原本很抗拒
健身的我開始期待每一次的上課，除了身體的進步也學到
了很多對重訓的正確觀念及應有的心理素質，謝謝我這位
神一般的教練。

客戶名：蕭○枫

評　價：★★★★★

評　語： 教練非常專業，教學時講的話清晰易懂，不會講太多專業
術語。除了細心專業，也會鼓勵學生努力突破極限，如果
做到沒力想放棄，教練也會玩笑的笑你。

客戶名：葉○宣

評　價：★★★★★

評　語：教學用心。每個動作的教學都清楚易懂，對什麼都不會的新手來說很友善。並且會額外補充許多觀念，對於自主訓練很有幫助。

客戶名：豆○

評　價：★★★★★

評　語：體驗課中教練很專業，鍛鍊過程中會一邊講解動作及需要注意的地方，也很清楚知道我的極限在哪邊讓我發揮潛力，還在一旁一直給予激勵，推薦喔！

客戶名：Linxxx

評　價：★★★★★

評　語：超級認真負責有熱忱的教練！真心關心和監督學生想要的體態目標和方向，非常專業！不會給你很敷衍很官方的感覺。

連我這種非常少留評價的人，都覺得一定要上來留評價讓大家知道這個教練真的很讚，如果你有目標，他會比你還認真要幫你達成。

所以有目標，真的找他就對了。

國家圖書館出版品預行編目(CIP)資料

．健美錦標賽冠軍指導教練教你 照吃照喝照睡
還能有效減脂 / Jeston 著. -- 初版. -- 臺北市：
大大國際, 2023.08
　面；　公分
ISBN 978-626-96665-7-7(平裝)

1.CST: 減重 2.CST: 運動健康
　411.94　　　　　　　　　　　112012571

健美錦標賽冠軍指導教練教你
照吃 照喝 照睡 還能有效減脂

作　　　者：Jeston
主　　　編：莊宜憓
美 術 設 計：Sarah
數　位　部：吳重光 林玉娟
出 版 總 監：林千肅
圖 片 提 供：Jeston

出　　　版：大大創意有限公司
地　　　址：臺北市中正區鎮江街5-1號7樓
粉 絲 專 頁：https://www.facebook.com/DADA.Creativity
E - m a i l：dada23114194@gmail.com

經　銷　商：采舍國際有限公司
地　　　址：新北市中和區中山路二段366巷10號3樓
電　　　話：02-82458786 (代表號)
傳　　　眞：02-82458718
網　　　址：http://www.silkbook.com

初 版 一 刷：2023年8月
定　　　價：新台幣420元